心理保健与危机干预

刘海峰 李新异 主编

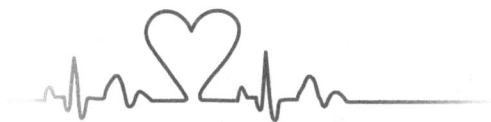

SPM
南方传媒
广东人民出版社
·广州·

图书在版编目（CIP）数据

心理保健与危机干预/刘海峰，李新异主编. —广州：广东人民出版社，2023.5

ISBN 978 - 7 -218 - 16393 - 2

Ⅰ．①心…　Ⅱ．①刘…②李…　Ⅲ．①心理保健—通俗读物 Ⅳ．①R161.1 -49

中国版本图书馆 CIP 数据核字（2022）第 252695 号

XINLI BAOJIAN YU WEIJI GANYU

心理保健与危机干预

刘海峰　李新异　主编

出 版 人：肖风华

策划编辑：赵世平
责任编辑：赵瑞艳
责任技编：吴彦斌
插画设计：郑铭淇　王冰茜

出版发行：广东人民出版社
地　　址：广州市越秀区大沙头四马路 10 号（邮政编码：510199）
电　　话：（020）85716809（总编室）
传　　真：（020）83289585
网　　址：http://www.gdpph.com
印　　刷：广州小明数码印刷有限公司
开　　本：787mm×1092mm　1/16
印　　张：19　字　数：230 千
版　　次：2023 年 5 月第 1 版
印　　次：2023 年 5 月第 1 次印刷
定　　价：68.00 元

编委会成员

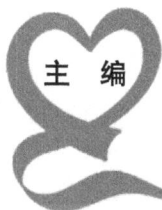

主　编

刘海峰　李新昇

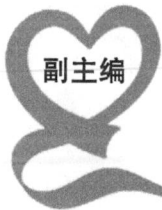

副主编

冯映云　于　梅　王小奎　杨　红

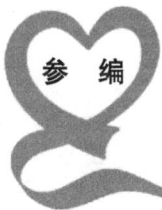

参　编

文珊娜　张新雨

作者简介

刘海峰

　　中国生命关怀协会心理健康专业委员会主任委员，二级心理咨询师。曾任《计算机世界》报社记者编辑，企业训导师、高级企业教练师。师从国际级系统应用心理学专家周鼎文老师。任道石教育特聘导师，排列师班考试专家委员会主任、督导、高级系统排列师。

　　主持超过200场工作坊，开班课程包括"家道"系列训练、"系统领导力培训班"、"系统教练训练班"等。出版图书《九点领导力》《教练精神：开释信念迎向辽阔人生》，成为企业心态教练畅销书和工具书。擅于把心理学技术与国学精神相结合，并运用到课程学习中。他通过系统排列技术建立了系列体验式国学训练课程，以中学西用的方法进行讲解，课程方向涉及个人成长、家训家规、家文化，帮助企业组织提升潜能，加强系统领导力的训练。

李新异

　　新异心理品牌创始人，中国生命关怀协会理事及心理健康专业委员会专家，广东省精神文明学会理事，广东省生命之光癌症康复协会心理咨询专家，世界易经高峰论坛名誉主席，世界著名易学专家，中山大学新华学院《潜能开发研究》系列课程《易经应用心理学》主讲老师，广东社会学学会潜能开发研究专业委员会研究员，《让爱回家》《了凡四训：译解》《棋与道》作者，曾荣获2020"抗击疫情心理援助"公益活动先进个人。

　　从事心理咨询实践与家庭教育近40年，擅长处理各种重大危机心理与情绪困扰，辅导个案10000＋例，研发运用易经应用心理学、潜意识情景对话和家庭能量分析三位一体的技术，帮助了数万家庭改善亲子关系，促进人们身心健康。

冯映云

新昇心理品牌联合创始人、总经理、心理咨询师督导，中国生命关怀协会理事及心理健康委员会专家、副秘书长，广东省社会学学会潜能开发专业委员会家庭教育研究所所长，广州市家庭建设协会副会长，荣获 2020、2021 年度中国生命关怀协会"先进个人"，2022 年荣获分之道（广东）信息技术科技有限公司授予"克己奉公"奖。《财商心理之旅》作者；《了凡四训：译解》《让爱回家》编委及出品人。其中 2013 年编订出版的《中华文化经典读本》入选国务院侨务办公室采购书目。经商从教 30 年，深耕心理与家庭教育 17 年。

于 梅

从事临床护理工作 30 年，中国生命关怀协会智慧照护与健康养生专业委员会常务副主任委员兼秘书长，中国医疗保健国际交流促进会护理分会常务委员兼副秘书长，北京护理学会骨科专业委员会副主任委员，国家卫健委护士长胜任力课题组专家，北京市职业能力建设指导中心专家，北京市中医药健康养老试点工作专家，北京市长期护理保险试点专家，北京市、湖南省、黑龙江省自然科学基金评审专家。曾主持首都临床特色、北京市中医药管理局课题 2 项，获军队医疗成果三等奖 6 项，主编、副主编专著 10 余部，发表论文 30 余篇，获国家专利 10 余项，先后承担国家一类继续教育项目 8 项。

王建峰

中国生命关怀协会心理健康专业委员会专家委员、副主任。

姚佩君

中国生命关怀协会理事，中国生命关怀协会心理健康专业委员会专家委员，国家二级心理咨询师，人社部系统排列训导师，高级系统排列师。

李云峰

国家二级心理咨询师，国家体验教育师，全国家庭教育服务体系优秀公益讲师。

吴志宏

国家二级心理咨询师，家庭系统排列师。

高 丽

国家二级心理咨询师，中国生命关怀协会心理健康专业委员会委员，德国系统排列协会会员。

杨文广

国家二级心理咨询师，河北省社区心理援助中心玉田分中心主任，唐山市心理卫生协会心理咨询与治疗专业委员会委员，河北省唐山市玉田县中医医院心理咨询科负责人。

李小军

二级心理咨询师，家族系统排列师，组织系统排列师，催眠治疗师。

王海霞

正高级讲师，中国生命关怀协会心理健康专业委员会专家，中国社工联国家灾害救援队队员，注册心理督导师，国家二级心理咨询师，催眠治疗师，系统式家庭治疗导师，高级家庭教育指导师，职业生涯规划师和高考志愿填报师。热心公益事业，以期帮助更多家庭、孩子获得幸福。

王占新

中国生命关怀协会心理健康专业委员会专家。

李 军

镜像归因疗法技能创始人，二级心理咨询师，家庭系统排列师，亲子关系导师，国家认证沙盘游戏治疗师，河北省心理咨询师协会常务理事，石家庄广播电台特约家庭关系指导师，华雅智航（北京）文化教育机构创办人。致力于来访者心理辅导与心理创伤疗愈和镜像归因疗法技术的推广，以及"幸福家庭·和谐亲子"公益课的全国巡讲工作。

崔京淑

国家二级心理咨询师，中国生命关怀协会心理健康专业委员会委员，清华大学社科院认证积极心理学指导老师，美国（A.C.H.E）授证临床催眠治疗师，家庭系统排列师，完形创伤疗愈师。拥有15年心理学经验，擅长处理青少年及家庭教育咨询、情绪管理、企业管理等方向。累计团队咨询及个体咨询5000余例。

彭梨花

新异心理副总经理、心理咨询师督导，高级家庭教育指导师，广东省婚姻家庭咨询专业委员会会员，广东社会学学会潜能开发研究专业委员会国学研究推广中心副主任，广州市家庭建设协会亲子心理健康专委会秘书长。拥有8年家庭教育经验，5年心理咨询经验，擅长处理家庭教育咨询、情绪管理、情感管理等方向。累计团体辅导及个体咨询6000余例。

于明瑜

中国生命关怀协会认证中级家庭系统排列师，国家二级心理咨询师师资督导，国家二级心理咨询师，意象对话心理咨询师，美国注册正面管教家长讲师，资深排列师，心理治疗师，叙事咨询师。在心理咨询方面有着丰富的经验，洞察细腻而敏锐，洞见深刻，及时捕捉个案中的卡点、盲点，带动和疗愈患者心灵，帮助患者激发内在力量，找到明确方向，拥抱爱与光明。从业13年，累计个案咨询3000余例。

文花艳

新异心理咨询师督导，从事律师工作近20年，全国女童保护志愿者讲师。

王玉珍

国家三级心理咨询师，完形咨询师，家庭教育培训师，生生不息催眠执行师，广州催眠学院入驻咨询师。

崔玉红

国家二级心理咨询师，山东省心理卫生协会理事，临床执业医师，系统排列师。

潘灵芝

中国生命关怀协会会员，慧心工作室负责人，心理咨询师，疗愈师，禅拍师，茶艺师。擅长系统排列、意象对话疗法，拥有超强的感知天赋。擅长处理个体情绪、青少年成长、家庭教育、伴侣关系等问题。积累个案1000余例。

张永超

上海师范大学哲学与法政学院哲学系教授，博士生导师，北京大学哲学博士，辅仁大学博士后。研究方向侧重在中国现代哲学、中西哲学比较、知识论等。

王桂荣

东联教育基金会理事长，东联心理咨询服务有限公司董事长，道石教育集团鄂尔多斯分院院长，中国生命关怀协会心理健康专业委员会专家，国家二级心理咨询师，中科院心理研究所EAP特聘咨询师，道石教育集团特聘导师，系统排列导师，生命整合导师，高级心灵对话导师。拥有10年实用心理学和传统文化经典研习及授课经验，累计个案10000余例。

陈卫英

国家二级心理咨询师，中科院博士，西华师范大学副教授，共青团中央全国少工委心理健康辅导委员考核认证导师，四川南充市青少年心理健康教育研究服务站站长。

周瑾雯

新昇心理副总经理、心理咨询师督导，高级家庭教育指导师，中国生命关怀协会理事，中国生命关怀协会心理健康专业委员会专家，中山大学新华学院"易经应用心理学"主讲导师。拥有15年高校教育管理经验，8年心理咨询经验，擅长青少年心理疏导、情感婚恋、家庭婚姻辅导。

邓　琨

国家二级心理咨询师，认证家族系统排列师，中国生命关怀协会会员，中国生命关怀协会心理健康专业委员会公益讲师，心方向工作室心理咨询师，北京大学经济学博士，高级经济师。从2012年开始接受心理学领域系统专业培训，涉及经典精神分析、个体心理学、整合心理学、NLP技术、家族系统排列等方向。

刘小英

国家二级心理咨询师，国家高级家庭教育指导师，中国生命关怀协会心理健康专业委员会会员，萨提亚家庭治疗师，深圳幸福家庭研究院心护师导师。拥有10年心理学经验，擅长处理家庭关系、亲子情绪、沟通，以及家庭教育培训。

孙睿熙

沈阳市都市绿洲心理咨询中心主任，国际催眠治疗师，国际完形治疗师，国家注册EAP运营师，辽宁省心理卫生协会常务理事，辽宁省心理咨询师协会理事，沈阳市员工帮助协会理事，辽宁广播电视台心理嘉宾，中国人民政治协商会议沈阳市铁西区委员。从事心理工作20年，长期为政府、企业提供心理项目咨询服务，在家庭教育、情绪调节上亦有丰富的经验。

曹 忠

中国生命关怀协会会员，国家二级心理咨询师，家族系统排列师，德国国际海灵格科学会成员。

刘桂玲

中国心理学会会员，中国实战心理学之乡发起人，北京大学企业管理高级心理导师，桂玲心理咨询服务有限公司董事长，中国家庭系统排列大会暨心灵成长论坛主席，中国科学院心理研究所EAP中心高级签约咨询师。

李 洁

中国生命关怀协会智慧照护与健康养生专委会副秘书长，护士成长新空间"护为空间"创始人，运营"李洁来啦"公众号，陪伴5万多名护士成长，举办护理科研、管理、教学、职场类课程超过200种，曾创办护理公益讲堂"提灯讲堂"，累计100多期，收看人次20余万。

包丽玲

副主任护师，普外科护士长，"包小护"微信公众号创始人，已获国家实用新型专利4项，自2017年起，在"中国护理管理""中华现代护理""外科护理"等公众号发表文章30余篇，曾为"中国护理管理"微信公众号特约撰稿人（2017—2019年）。

李锦根

广州市笔邻信息科技有限公司创始人，颉腾文化种子作家指导师，前阿里巴巴高级工程师，央视纪录片频道专访嘉宾。

注：全书名字排名不分先后。

序一

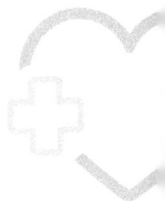

本书编辑成稿，汇集了诸多同仁的专业探索。在此结集，感谢在疫情防控期间做出贡献的心理学同仁们。

2020 年春节期间，新冠肺炎疫情在武汉暴发，中国生命关怀协会心理健康专委会作为国内的心理学组织，率先反应，组织了国内三四百名专业的心理学人士投身到抗击疫情的心理援助中。

如何在社会应急事件中发挥心理疏导、危机干预作用？

我们设立了心理热线，不过主动拨打热线的人寥寥无几。

最开始，感染最集中的是医护人员。

我们开始改变工作方式。与智慧照护健康养生专委会于梅老师商议后，我们主动派专家进到医护人员的工作群中，由每个群里面的专家对群里成员出现的心理动态及时进行干预，并邀请专家进入感染新冠病毒的患者微信群中，对各种可能出现的心理危机进行干预，起到了防患于未然的作用。

接下来，我们开始了阶段性的专家讲座，从全国范围内遴选出几十位不同学派、富有实战经验的专家在线上直播心理调解自助的方法，以及督导一线的心理学工作者。

在危机中，爱与陪伴是最宝贵的财富。我们一起面对。

接下来，心理援助热线也开始收到求助的信息。本书记录了许多心理学同仁的工作经验，值得我们去参考借鉴。

作为一场公益援助的发起者，最让我感动的是，那么多有实战经验的心理学专业人士，看到召集令，短时间内就从四面八方涌现在网上，他们怀着一颗赤诚之心，只要有需要，都愿意把最宝贵的经验毫不保留地奉献出来。患难见真情。

一方有难，八方来助。相比较于2003年"非典"，如今，心理危机干预的重要性在全国各个心理学组织的积极参与和推动下，已成为全社会共识。

随着国内新冠肺炎疫情多点散发、局部暴发，疫情防控形势依然严峻复杂，心理危机干预的工作也需要逐步深入。

心理健康专委会在前期经验的基础上，开始组织助力隔离区家庭心理健康。专委会邀请有实战经验的专家分享疫情防控知识和经验，带动和鼓舞心理学工作者和当地的热线接听人员奋战在一线，并为当地的心理健康工作提供了专业的流程设计。

2022年3月上旬以来，山东青岛、淄博等地抗疫进入紧张的节奏中，中国生命关怀协会心理健康专委会应邀组织全国心理专家，专业心理工作者、社会工作者和专业机构，共同投入、群策群力，发挥专业知识和技能为疫区提供系列心理援助服务，帮助广大师生和众多家庭。

这个期间的特点是，疫情来临后大家基本都被"困"在家中，一家人长时间在同一屋檐下共处，许多亲子之间的矛盾也凸显出来。如有的孩子因为憋在家里与家长爆发了激烈的家庭冲突；有的家长看到孩子作息时间不规律、不愿意做作业而唠叨生气；还有的家长抱怨孩子天天沉迷于电子产品中，想管又管不了，不知该怎么办。

据统计，新冠肺炎疫情给全球增加了 7000 万抑郁症患者、9000 万焦虑症患者，给我们全球心理健康带来重大影响。因为疫情隔离在家，缺少同伴的交流，又没有户外活动，超过 1/5 的孩子抑郁失眠，发病率明显高于新冠之前。

我们发现，关注隔离区的家庭心理健康显得至关重要。

于是，我们邀请了 30 余位心理健康及家庭教育专家进行了 40 多场线上公益讲座，让居家隔离的时间成为学习的良机，建立了健康向上的心理环境。

专委会设立有多个专家带组的心理热线（每个专家带队几十位心理咨询师），帮助广大一线抗疫人员和社会公众克服困难和心理压力，帮助被隔离人员及家属稳定情绪、缓解焦虑、消除恐惧。

由专业心理学工作者组成的数十个陪护小组，对山东淄博地区的父母均在一线抗疫的家庭，以及因疫情不得不停留在家中的特殊儿童进行专业的心理陪护和人文关怀，让这些家庭没有后顾之忧，在隔离中依然能感受到来自全国各地爱心专业人士的温暖。

到了疫情发展的中后期，我们把公益心理援助的重心放到家庭心理健康上，得到了很好的反馈。

疫情防控是一个系统工程，心理危机干预以及群体心理调控也是一个系统工程，政府部门与社会组织在此期间如何协同，也显得更重要。

感谢心理健康专委会会员们一点一滴的努力。泰山不让土壤，河海不择细流。2023 年，疫情已经进入尾声了。在这三年的疫情防控经验中，心理学专业人士的贡献不可磨灭，这些经验不仅仅适用于疫情，也适用于其他社会突发事件。

本书汇编成册的意义和价值也在于此。

中国生命关怀协会心理健康专业委员会

主任　刘海峰

序二

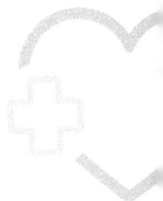

　　生命是一个不断打破固有模式，重新塑造的过程。在这个过程中，我们会面临很多危机，想要战胜危机，我们可以从家族、从自然、从社会中汲取力量，但是，我们更需要向内寻找我们生命的源动力，因为有一些被我们忽略的力量一直在影响着我们，这些力量一旦被我们觉察，就会成为我们战胜危机最好的生命力量。

　　在三年抗击新冠肺炎疫情中，全国心理学界不分南北与东西，无论基础与应用，全力开展了"心理保健与危机干预"理论研究。调查结果显示，相比较医学救援，民众对心理援助的需求要更高一些。但同一个调查也显示，民众对医学救援实际效果的肯定程度又远高于心理援助。这一对比结果表明，心理援助具有受众面广大而庞杂、需求强烈而持久、影响力深入而细微的特点，但其效果则绝非短期而直观。

　　"新异心理"是一家"让亲子更亲"的家庭教育机构，也是一个为人排忧解难的实战心理学团队，他们从实践到理论，再用理论指导实践。该机构在 2022 年撰写了心理研究专著《让爱回家》，今年又撰写了《心理保健与危机干预》。本书共 12 章，分别阐述了自我救赎，心病还需心药医；躬身入局，心理从业者的社会责任；全力以赴，助力逆行者；危机之下，没有人能置身事外；家庭教育，营造和谐的亲子关系；生命教育，永不过时的话题；生活智慧，给柔软的心披上一件铠甲；转变思维，危机也是生命的礼物；深入了解，揭开心理咨询的神秘面纱；新式"武器"，心理学前沿理论与技术；全新媒介，心理学遇上互联网；防大于治，上医治未病。同时，本书还诠释了"心理保健与危机干预"的实际操作与理论价值。

社会存在决定社会意识。目前，社会群体所承受的心理压力增大，由此产生的心理问题日趋严重，面对这种现象，我们研究和把握心理危机对象，探索和构建心理危机干预机制，以期化解民众心理危机带来的严重危害，培养合格的社会创造者与建设者。

提高社会民众自我心理保健的意识，首先要求民众能清楚地意识到自己的心理状态，能进行自我心理保健，能防范于未来心理危机的发生。即使心理危机事件突发，自己也能觉察到，并及时做出调适，恢复到健康状态。其次，社会民众的自我心理保健是非专业人员的心理自助，它是为了了解自身的心理特点、维护心理平衡、提高心理素质而主动、自发进行的活动。社会民众心理保健的成效，离不开自我监督、自我教育，在自我成长中，不断丰富、完善自我，以获得更加全面的发展，从而勇于担当，为社会的发展做出自己的努力。

我认为积极心理学作为一种新的心理学思潮，为社会民众心理危机干预提供了新的思路和方法。积极心理学视角的心理危机干预，更为关注社会民众心理的积极层面，强调通过调动自身的内在力量来促进其心理和行为的改变，遵循预防为主、激发潜能、淡化问题、协调合作的原则，干预过程注重优化民众的工作生活环境、提高自我心理保健意识、完善自我社会支持体系、关注民众积极情感、促进民众的内心和谐、提升民众的主观幸福感。

　　"心理保健与危机干预"的切入点，应该是提升社会民众的生活幸福感。许多资料均显示，主观幸福感是人们永不枯竭的生活动力。善于主动去发现和挖掘生活、工作中的乐趣，产生成功和愉悦的内心体验，无异于给人生的汽车加满了油，大多数时候都不至于熄火而抛锚；一个"感觉生活幸福的人，会享受当下所从事的事情，而且通过目前的行为他们可以获得更加满意的未来"；一个能体验到工作乐趣的人，会悦纳自己、相信自己，经常对自己的工作成绩进行肯定，有很强的工作效能感，能避免职业倦怠，工作中不作为现象出现的概率比较小。提升社会民众的自我效能感和幸福感，是民众心理危机干预的重要手段和终极目标。

　　从本书中，我们可以了解到"新异心理"团队专家的一项重要任务就是，用科学的精神、态度、思维和手段，研究和探讨在疫情面前，我们呈现出的心理和行为状态及其变化规律，心理援助措施展示出的针对性、有效性和当地文化特色。"新异心理"团队专家也不辱使命，在实践教学中，在进行心理安抚、心理辅导、心理咨询、心理治疗的过程中，收集到大量珍贵的第一手科学数据，发挥出无穷的集体智慧。

　　本书内容丰富、全面，涉及心理危机干预的理论、常用技术、心理危机评估、现场组织实施等，并针对不同类型的心理危机干预，介绍了实战案例，具有很强的实践操作指导意义。本书语言通俗易懂，适合不同职业背景的人员学习和参考，既可作为心理危机干预人员的业务培训教材，也可作为突发事件后心理危机现场干预的具体操作指南。

　　本书从现象学角度，尝试回答各类心理保健与危机干预问题，书中深入探索了心理应激、心理康复等行为现象背后的理论机制，为完整研究"心理保健与危机干预"指出了富于启发意义的研究方向。本书虽然无法反映"心理保健与危机干预"研究的全部，更不能反映出我国心理学界此次心理援助的全貌，但是它传达出这样的重要信息：中国心理学家对"心理保健与危机干预"的人文关怀和满足国家需求的努力将继续下去，具有中国特色和接轨国际前沿的"心理保健与危机干预"心理学研究也将持续进行下去。

"新异心理"团队是广东社会学学会潜能开发研究专业委员会的实验基地，其研究的重点是心理潜能。"心理保健与危机干预"与潜能学是相辅相成的，潜能学是研究人的学问，心理潜能与人的生活是密切关联的，心理潜能让我们发现自己、发现生活与发现这个世界。心理潜能视角中的《心理保健与危机干预》是一本鲜活又能打动人的实操书，它是有温度、态度与力量的，结合三年抗击新冠肺炎疫情，我国近年来的心理保健与危机干预整体上还有很大的提升空间，《心理保健与危机干预》的出版，将是最好的补充。

《心理保健与危机干预》的撰稿者是在不断成长进步的群体，他们努力让自己撰写的书稿向"小问题作大文章"与"人人心中有，个个口中无"靠拢，真是"初听不知曲中意，再听已是曲中人"，相信他们会将朝这个方向，继续前进！

广东社会学学会副会长

广东社会学学会潜能开发研究专业委员会主任　谭昆智

广州中山大学政治与公共事务管理学院副教授

2023 年 3 月 26 日

目 录

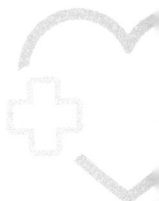

第一章

自我救赎，心病还需心药医

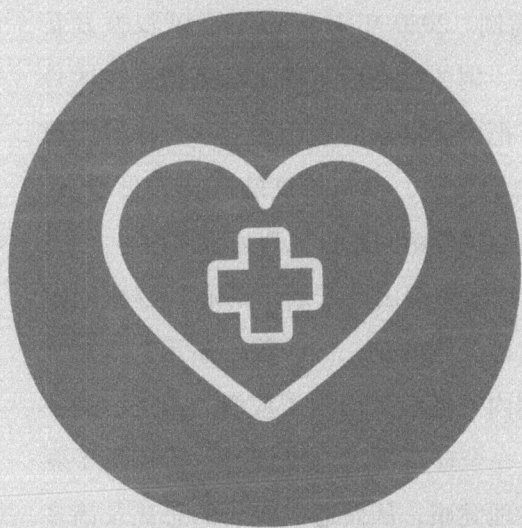

第一节
直面恐惧，学会用觉知来自救

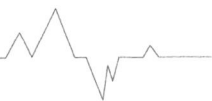

2019 年 12 月 26 日上午，湖北医生张继先值班时，两位老人因发烧、咳嗽就医，拍出来的胸部 CT 片却与其他病毒性肺炎患者的完全不同。张继先直觉"有问题"，经过一系列盘梳，他愈发意识到问题的严重性。2019 年 12 月以来，湖北省武汉市持续开展流感及相关疾病监测，发现多起病毒性肺炎病例。2020 年 1 月 19 日，武汉暴发新冠肺炎疫情。党中央、国务院高度重视这场疫情，在次日的联席会议上强调要把人民群众的生命安全和身体健康放在第一位。随着疫情的发展，参与抗疫的医护人员增多，疫情期间人民群众的心理健康问题也被列为重要内容。

2020 年 8 月 21 日，钟南山公开表示对心理健康问题的关注。他说："值得关注的是，一些数据显示，新冠肺炎疫情期间全球范围内普通民众出现了应激、焦虑、抑郁等状态。从目前看，在全球范围内对疫情的救治偏重于躯体疾病，而忽视了心理健康，从而造成疾病的恶化及诸多社会问题。培训更多的心理疏导及治疗的医护人员，刻不容缓。"①

---

① 澎湃新闻，记者：张呈君、李佳蔚，编辑：邹桥，实习生：杨亦敏，2020 年 8 月 21 日。

目前，我国心理学界确实存在供求不平衡、患者缺乏求助意识、人们对心理亚健康的标准认识模糊等现实问题，导致患者心理问题得不到及时疏导，从而造成更大的心理伤害。建立心理保健体系，推广和普及心理学常识成为心理工作者们义不容辞的社会责任。

作为中国生命关怀协会心理健康专业委员会的专家，从事心理咨询实践30多年，我在这里针对突发危机面前如何解除恐惧，提出一些观点和方法，希望能帮到医务工作者，护卫他们的心理健康，帮助他们更好地迎战疫情。

一、人是社会关系的总和

马克思说过："人是社会关系的总和。"我们每个人生活在社会上，都要跟其他人打交道，是靠跟其他人的关系来定义我们每一个人的。从关系的双方来分，有个人与个人、个人与群体、个人与国家这三种关系。我们这里要讲的主要是个人与个人之间的社会关系。

人存在于各种社会关系中，关系又分好的和坏的。好的关系能让双方都觉得愉快，而坏的关系会产生很多问题。

比如在医务工作者跟病人的关系中，好的医患关系是病人充分信任医生，并且按照医生的要求去做。如果病人反过来对医生提出很多要求，指挥医生这样干、那样干，那医生肯定就会产生抵触情绪和心理对抗，因此坏的医患关系容易产生医患问题。

同样，家庭中的夫妻关系、亲子关系，工作中的同事关系、上下级关系，都有好坏之分。我们在各种好的或者坏的关系里面，会呈现出不同的生命状态。正因为这些不同的生命状态，我们的抗压能力、内在状态形成很多差异，比如行为差异、语言差异、心理与情绪差异等。而相应的差异会造成各种心理和情绪问题。

我们人类不可能脱离社会环境，只要活着，我们就处在各种关系里面。既然如此，就难免会遇到各种问题，那么我们就需要有应对各种紧张、焦虑、恐惧等心理及情绪问题的能力。

二、一切从觉知开始

一切感受都是从觉知开始的，情绪亦如此。心理学上，情绪分为正面情绪和负面情绪。正面情绪能带给我们积极的作用，而恐惧、愤怒、焦虑、痛苦等负面情绪产生的消极作用，对我们的影响更大。那么应该如何对待负面情绪呢？这要利用好我们每个人的觉知，也就是我们每个人的信念系统。

如果把觉知比作太阳，那么负面情绪就像乌云。虽然乌云是不可能遮住太阳的，但如果我们内在的太阳——"觉知"没有升起来，这个乌云就很有可能影响到我们。而一旦我们的觉知升起来，它强大的力量就能够很快穿透一切负面情绪，照亮万年寒夜，给我们指引方向。

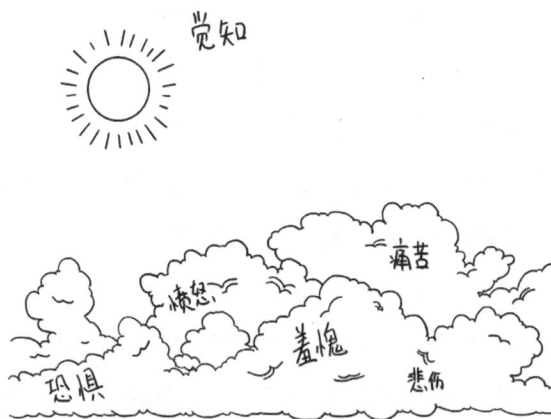

图 1-1　一切从觉知开始

信　念

童年
胆小懦弱

天黑不敢出家门

青年
战胜恐惧

物理学生
自学心理学
突破心理极限

壮年
心理咨询师

青少年康复专家
高端心理学导师
高端心理学理论构建者

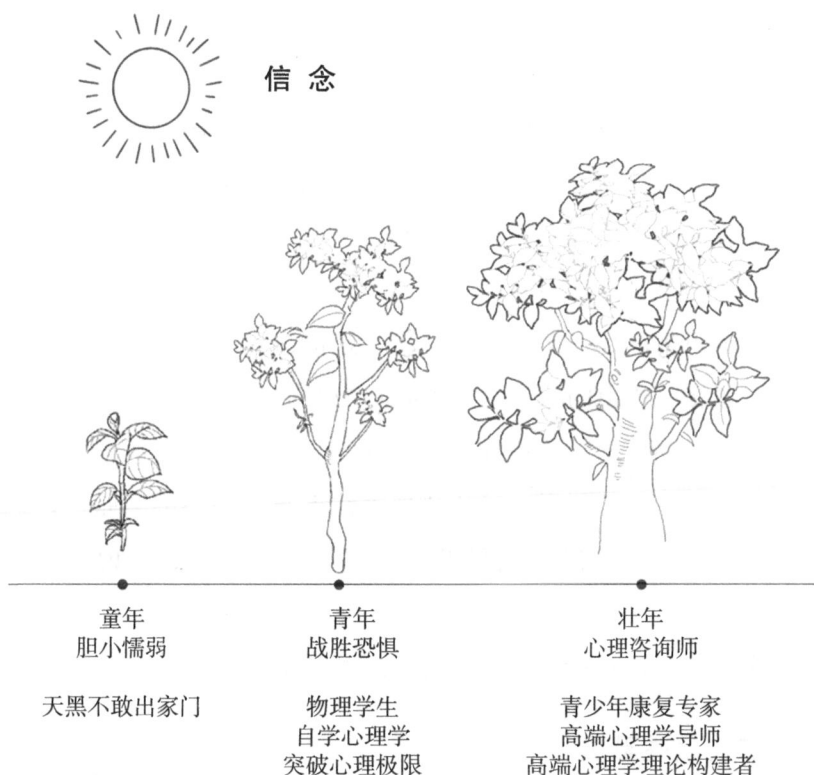

图1-2　我的成长经历

小时候，我是一个非常怯懦的孩子，总是处于恐惧和紧张状态中，经常被哥哥吓得号啕大哭。因此父亲让我学医，我坚决不干。为什么呢？因为当医生就难免要跟死亡打交道，而我只是听到"死亡"两个字都会害怕。我跟父亲说，如果紧张像台风一样分等级，我紧张的程度就是最强的级别。

当时的我害怕上楼，走在二楼的阳台上，甚至担心阳台会塌下去。我也害怕水。我刚结婚时坐轮渡过长江，因为担心会翻船，上船后第一件事就是去找救生衣。坐轮渡的整个过程中，我一手抓着救生衣，一手死死地抱着柱子，一刻也没有松开。

第一次战胜恐惧

大学毕业后，我在湘雅医科大学（现中南大学湘雅学院）的校本部当摄像师。有一次，我需要拿着摄像机到台上去拍一位教授，但我一站到大礼堂台上就浑身发抖，看到台下几千双眼睛盯着我，感觉特别害怕，于是赶紧下台离开。

但在退下来的那一刻，我就在想：还能逃到哪里去呢？我难道永远都要在紧张、恐惧的状态里活着吗？当时的"那一刻"就是我的觉知时刻，是我的信念系统建立起来的时刻。于是，我勇敢地拿起摄像机重新上台，什么都不看，只死死地关注着自己内心的紧张、焦虑和恐惧，觉知着它们，慢慢地我发现那些紧张、恐惧、焦虑，统统没有了。

这次体验，让我克服了严重的舞台恐惧症。

第二次战胜恐惧

还有一次，我提出把医科大学的课程拍成录像，实现可视化考试与教学，学校同意了。其中有一个环节，是要拍摄解剖学教学片。

当我提着摄像机，走进解剖教研室的时候，看到到处都是各种各样的人体部位。我吓得跑回了宿舍，感觉恶心、想吐，脑袋里全是各种各样的死亡画面，这些景象在我大脑里不断出现，极度恐惧的我，开始失眠，吃不下，无法正常生活。

这种状态持续了两个月，也没有任何人代替我去拍摄解剖学教学片，我知道不能逃避，必须逼着自己去完成。

当我重新走向解剖教研室的时候，我的恐惧就像附着在我身上，但是我努力觉知着这一切，正视我的恐惧，然后走进了解剖教研室的大门。解剖老师已经就位了，因为我们彼此熟悉，我感觉稍微放松了一些。我的所有觉知都在帮助我克服恐惧，我直视它、它陪伴我，让我专注在拍摄上。

在我们对话的过程中，慢慢地，我发现我的恐惧消失了。然后我试着一边用手去触碰那些肢体，一边询问老师各种各样的肢体状态分别代表什么情况。在老师讲解的过程中，我尝试着一次又一次地调动我的恐惧、紧张、担心、害怕等情绪，发现它们真的消失了。最后我很顺利地把解剖学教学片拍摄好，完成了这项工作。

这头拍摄完，那头猩红热又暴发了。医院里送来 10 个重症病人，去世了 9 个。领导安排我去拍关于这波病情的新闻片。当我再次面对死者的肢体时，已经不再有任何恐惧了。

当我两次克服了恐惧症之后发现，对死亡的恐惧、紧张、焦虑，以及各种各样的幻化状态都在我身上消失不见了，恐高症也不治而愈了。

三、觉知的强大作用

现在，我成了一名经验丰富的心理咨询师，并开设了心理咨询机构。面对来访者关于亲子、家庭以及生活中各种各样的心理问题，我都可以找出很多办法来处理。人要走出困境，走出焦虑，其实并不难，关键就在于我们的觉知系统能不能建立起来。

我们的觉知，包括我们的潜意识，以及我们的紧张、恐惧、担心、愤怒等情绪。只要在情绪产生的时候，我们有觉知的意识，那么我们就可以在日常生活里，在行走坐卧的状态下，甚至在与人交谈的过程中，随时保持这种觉知。

当愤怒、紧张、恐惧、担心、急躁等负面情绪产生的时候，它们就像在身体里冲撞、翻涌一样，不断地影响着我们的身心。这个时候，我们唯一要做的就是觉知它。觉知到这一切的发生，然后陪伴着它，告诉自己"我知道它存在""我接受它存在"，慢慢地，所有负面情绪都会自然消失。

所以，情绪并不可怕，我们在各种环境中形成的情绪都不可怕，只要我们保持着觉知力。当我们觉知情绪的那一刻，情绪就在改变。荣格有一句名言：当潜意识被呈现的时候，命运就被改变了。

这就是觉知的强大作用。

作者：李新昇

第二节
觉知情绪四部曲

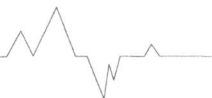

上一节我们讲到可以利用觉知让负面情绪消失，现在心理学有很多办法来训练觉知，像冥想、静坐等，为大家提供了各种方式。

按上面讲的方法，我们的觉知可以参与到意识的任何层面。当我们的觉知没有建立起来的时候，恐惧、担心、害怕、痛苦，如影随形地围绕着我们，但是当我们的信念系统建立起来之后，我们内心的正面能量便升起来。我们"内心的太阳"升起来了，负面情绪就会慢慢消失。那我们具体需要怎么做才能觉知自己的情绪呢？

我在30多年的心理咨询和培训过程中，帮助过很多人。按照以下方法去做，我们都可以走出自己的恐惧、紧张、担心和害怕。我将其取名为"觉知情绪四部曲"：面对、经历、转变、扬升。

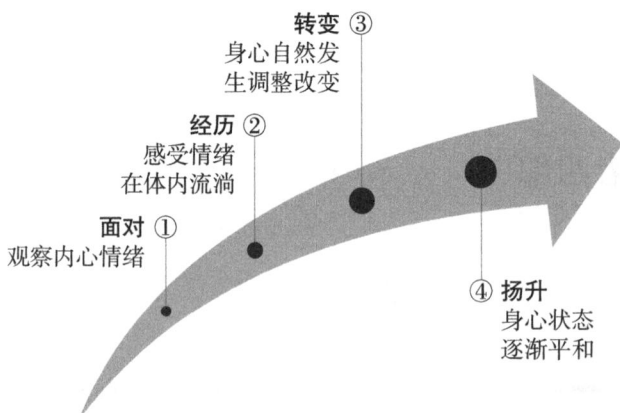

图1-3　觉知情绪四部曲

一、面对

觉知情绪的第一步就是面对。我们的情绪可能是恐惧、担心、害怕、痛苦等。这些情绪的作用就是唤醒我们的内在觉知。我们的觉知跟痛苦的感知强烈地连在一起。这时，我们真正的觉知还没有从感知体系里分离出来，当我们在觉知自己的情绪变化时，我们能够更好地观察我们的内心，这对于提升我们的觉知力可以起到很好的作用。

二、经历

第二步是重新经历。当你觉知到某种情绪的时候，并不会让它马上消失，只是起到类似刹车的作用。我们的情绪变化被觉察到以后，刚开始能够控制一下，但这只是外在的表现，实际上情绪并没有消失，还在我们的内心世界里。

比如夫妻吵架，刚开始愤怒的情绪出来的时候，你觉知到了，就能够停下来，停下的那一刻就是一个急刹车。但愤怒的情绪还会继续往前冲，这时候我们一定要守住，要继续去觉知它，体验它继续在我们身心里面折腾、爆发，以及由此带来的痛苦和无奈，让情绪不断地流淌、变化，一直到完全消失。这就好比是给情绪一个急刹车后缓冲的过程。

重新经历这一步非常重要，可以让我们充分地体验情绪的变化过程。所以我们不要害怕、回避，要慢慢地感受和接纳。在重新经历的过程中，我们肯定是痛苦的，但是一定要相信我们的觉知系统，这样情绪就会发生转变和扬升。

三、转变

在这种状态下，就像大禹治水一样，情绪自然地流动，就会发生从负能量向正能量的转变。这种转变不受任何人的干扰，全是自然发生的。你潜意识里的恐惧等负面情绪，都可能在这个过程中被转变。

这时，当我们在面对情绪的时候，无论这些情绪如何发生、冲突、变化，我们都可以重新经历它、陪伴它、接纳它，让情绪通过我们的身心表现出来。如果每次情绪爆发时都能顺利转变，你就可以把负面情绪造成的负面影响降到最低，甚至可以让恐惧、抑郁、焦虑等感受离你远去。

四、扬升

完成转变后，接着就会出现扬升。扬升的是什么呢？就是我们内在的正能量，当正能量扬升的时候，也就是我们的信念系统建立的时候。

就像我，从前那么胆小的一个孩子，现在已经很久没有恐惧的感觉了。有一次我去游乐园玩的时候，到一个真人扮演的鬼屋，刚一进门，就有好几只手抓着我的衣服鬼哭狼嚎，旁边的人都吓得哇哇叫，我却很开心，还跟他们互动。

我过去有严重的恐高症，坐飞机是想都不敢想的事，现在我无论到哪里去，都优先选择坐飞机。今年到新疆喀什去玩，飞机在空中遇到雾霾和沙尘，突然急速下降，旁边的人吓得魂都没有了，我却非常冷静。

当然，消除恐惧感的目的不是让人丧失危机感，而是当你的恐惧妥善安置之后，再面对各种让你紧张、恐惧的事件时，你的心境会跟之前完全不同：你会更加泰然和冷静，也会因此在关键时刻做出更好的决定。

以上都是我亲身体验过的。

作者：李新异

第三节
潜意识把我们都骗了

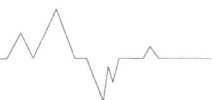

一、心理学也是科学

潜意识冰山理论

我们接着讲心理学目前的发展状况。潜意识模型，相信很多人已经有所了解了，弗洛伊德用水面冰山图来示意表面意识跟潜意识。冰山露出水面的部分代表我们的表面意识，就是说我们能够意识到的这部分思想只占10%，而冰山在水面下的部分，我们看不到的、隐藏的那部分思想占了90%。人类能够意识到的各种情绪、感受，以及觉知系统都在这10%的范围内，而影响我们情绪的根本因素，几乎都埋藏在我们的潜意识里。

我们在面对某些特定事件时，所呈现出的焦虑、紧张、恐惧、痛苦，其实都是我们潜意识的反映，是我们生命早期深层因素的反映。

中国古人说过，"一朝被蛇咬，十年怕井绳"。我们早期遭受过的负面事件，给我们带来痛苦体验的各种经历，其影响都会留在我们的潜意识里，之后又以各种形式表现

表意识：体现和反映潜意识　　　　　10%
可主动修改，可以内观通往最底层　　表象的

浅层潜意识：成长过程形成的痛苦　　90%
深层潜意识：父母情志与内心状态　　潜在的
深层潜意识与全意识

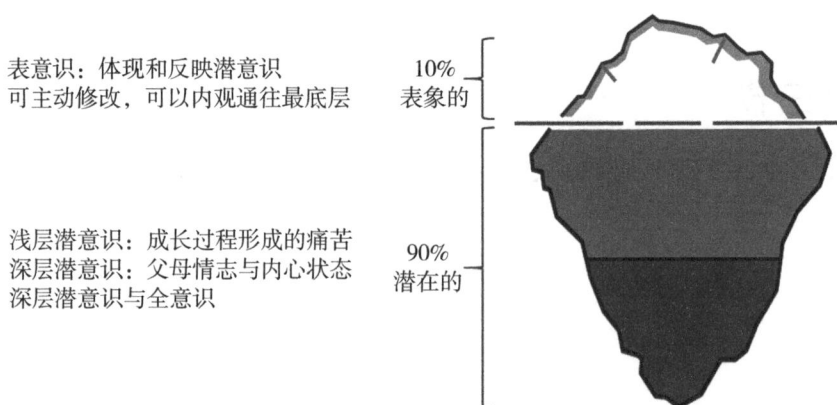

图1-4　潜意识模型

出来。

现代心理学前沿技术的发展，其实跟自然科学、人文科技的发展是一样的。今天的生物技术已经发展得非常先进，心理学前沿技术的研究与发展也是非常先进的。心理学前沿技术的真正发展，甚至已经进入了非常高端的层面，到了可以读懂一个人的生命状态的程度。甚至有研究发现人在胎儿时期，可能就已经有了情感和人格。而今天，我们已经可以大范围地应用心理学前沿技术，让每一个人都能体验并获益。

潜意识理论的应用范围

通过对心理学前沿知识的了解，我们会发现过去对生命的认识有可能是错误的，比如孩子是父母生的，父母随便怎么养大都可以。这是把孩子当成小狗一样对待，而非一个独立的人。但其实孩子无论多小，也是一个人，也一定有心理感受和情绪反应，这都是很正常的。

普通医学研究的是身体疾病，医生诊断出人的身体生了病，然后对其进行治疗。而心理学则针对心理方面，专门研究人类的心理现象

及其影响下的精神功能和行为活动。当一个人遭遇某些事情以后所产生的情绪，及其给生理和心理机制包括思维和情绪状态造成的影响，都属于心理学的研究范畴。

今天的心理学前沿技术可以深入人的潜意识去探寻，找到心理问题的成因，从而进行康复帮助。我们既可以回溯过去，探测成长过程中的整个身心变化，也可以进入成年人的各种身心状态里，包括人的痛苦与焦虑的底层情绪里，找到问题的根本原因，从而解决问题，实现负能量向正能量的转变。

人人都有心理咨询的需求

正因为如此，心理学作为一门前沿科学，需要通过我们进行科普，让更多人对心理学有基本的了解。不是只有心理病患才需要心理咨询，普通人也可能会有或轻或重的心理问题。就算你是一位专家，一位教授，一位优秀的医务工作者，同样有心理咨询的需求。

另外，每个人存在的心理问题，比如焦虑、紧张等情绪出现，过一段时间后因为各种原因又不见了，事实上这一切并没有消失，只是被隐藏了。比如说夫妻吵架发脾气的时候，我们的大脑往往被爆发出来的情绪麻痹住了，跳过了从事件到产生情绪的中间过程。长此以往，我们就一直无法得知情绪从何而来，平复之后又往何处去，只是做出本能反应。

通过心理学前沿的研究成果可以看出，爆发出来的情绪，首先会储存在人的身体里面。《黄帝内经》有"怒伤肝""喜伤心""思伤脾""忧伤肺""恐伤肾"的理论[1]，认为人的五种基本情绪与五脏有着密切的关系。所以说愤怒这种情绪，是存到你的肝脏里面去了。

---

① 姚春鹏译注. 中华经典藏书：黄帝内经[M]. 北京：中华书局，2016.

其次，爆发出来的情绪还会打包储存在人的深层潜意识里。

第三，爆发出来的情绪还会储存在周围人的潜意识里面，这会影响他们未来的生活。类似身体的遗传基因，心理问题也有遗传基因。

二、信念的力量

不论什么样的情绪，什么样负能量的传递和影响，今天的心理学前沿技术都可以找到方法，帮助你解决这些问题，最终让你活出健康来。当你建立了正向的觉知体系，在面对各种焦虑时，就能够从容应对。

我觉得，广大医务工作者就像德兰修女，像药师佛，是在做治病救人的、真正有意义的事情，会在这个过程中进入忘我的境界，体验慈悲、博爱、利他等正向品格带来的美好感受。广大的医务工作者要相信这一点，而不是置身于恐惧、紧张和担心里面。思想是可以战胜一切的，这就是信念的力量。

我们的恐惧、担心只是一个幻化，是"一朝被蛇咬，十年怕井绳"的现象，那是潜意识幻化出来的，因为我们潜意识里的东西能幻化出各种各样的景象。当我们把那个底层因素转变后，恐惧就会消除。我们的焦虑、恐惧其实是在唤醒我们的潜意识和觉知，让我们在面临恐惧的时候，能够首先建立起我们的觉知体系。然后我们在直面恐惧，感到紧张、担心、害怕的时候，系统会自动完成负能量的转变。最终，我们再去面对各种危机与挑战时，就会临危不惧。

作者：李新昇

第二章

躬身入局，心理从业者的社会责任

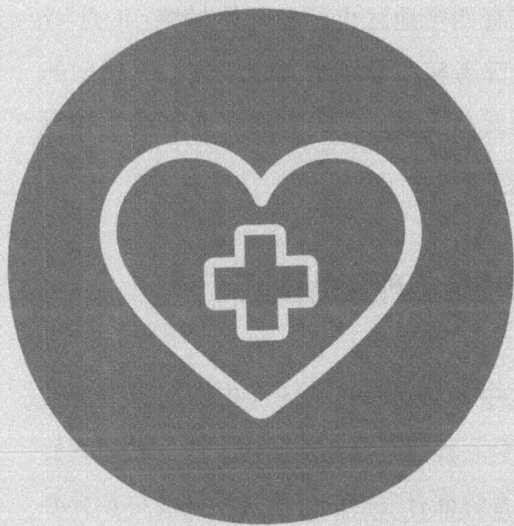

第一节
你守护大家身体健康，我守护你内心安宁

现在回头去看，绝大多数的人都不会想到，2019 年底开始的新冠肺炎疫情会给所有人带来那么大的影响。

2020 年 1 月 20 日，习近平总书记就对新冠肺炎疫情作出重要指示，强调要把人民群众生命安全和身体健康放在第一位，坚决遏制疫情蔓延势头。1 月 24 日是除夕，湖北省除武汉市外，另有四个地区也已经开始封城。1 月 27 日，李克强总理到武汉考察指导疫情防控工作，看望慰问患者和奋战在一线的医务人员。我们心理从业者的工作也在这样的背景下展开了。

一、组建抗击疫情心理援助团队

1 月 26 日年初二中午，刘海峰主任（中国国家卫健委下属中国生命关怀协会心理健康专业委员会主任）希望我们以广州市新异心理教育咨询有限责任公司（后文简称新异心理）的咨询师为主体，组建一支咨询师队伍，参与组织"抗击疫情心理援助医护人员公益服务志愿者团队"（以下简称志愿者团队），同时任命李新异老师担任心理援助专家组副组长。大家觉得这个事情责无旁贷，理应向钟南山院士等

抗疫工作者学习，于是马上参与到对医护人员的心理援助中去①。

这次心理援助的主要对象，为什么是武汉抗疫的医护人员呢？因为在重大疫情影响下，医护人员的心理防线崩溃得比较严重。这些治病救人的白衣战士，在重大疫情的压力与恐惧下也和普通人一样，也会产生焦虑情绪和死亡恐惧。他们面对病患时需要承受巨大的心理压力，以及各种危机下引发的焦虑情绪。比如说冰冷的防护服影响沟通；接触病患害怕自己和家人被传染；医疗物资紧缺，治疗方法不明；患者越来越多无法接待；超负荷工作的辛苦与劳累无人诉说；与家人无法见面，自己的紧张、焦虑、恐惧也无法解除……在这样的氛围下，如果他们再被这些情绪击倒，就会对整个武汉抗疫工作产生影响。因此中国生命关怀协会下属的几个协会联合起来，快速组建了"志愿者团队"。

二、危机干预定向与专家组研讨

专委会把志愿者团队分成七个危机干预督导小组，由七位督导老师负责整个小组咨询师的督导②。新异心理的咨询师团队被统一编为第二组。

由于心理援助专家组的专家互不相识，各自的技术状态、带队情况也都不了解，因此我提议一切从实际出发，从实战需求出发，这样才能方便工作的开展。比如由专委会统一安排咨询师进行心理援助（这是一种不符合实际操作的防备心理，理应由各督导组组长安排咨询师与安全陪护人员）：第一，督导组组长比专委会更加熟悉自己团队咨询师的技术水平；第二，督导组组长在危机干预过程中，能够迅

---

① 关爱生命网，《心理援助支持前线医护人员》，2020年2月7日。
② 心援社公众号，《守望相助以爱相援，砥砺前行服务生命》，2020年4月30日。

速对自己团队的危机干预过程进行技术指导；第三，不容易出现督导组组长与咨询师之间的矛盾。

专委会迅速采纳了这些建议，成立总导诊部，由七个组各自选派五位技术骨干，其中一人担任总导诊部的联络员，负责将总导诊部的心理援助需求人员名单与材料连接到各组，再由各组组长分配给咨询师去完成危机干预。四个咨询师形成两个战斗小组，一人担任危机干预咨询师，另一人担任安全陪护员。

安全陪护员的职责是按照专委会的要求，将分派的需要心理援助人员的姓名、电话拿到手，先与来访者进行电话或者微信联系，预约危机干预时间，同时了解咨询环境，介绍安全陪护员的作用，再建立三人咨询小组，然后在危机干预过程中保持静音，收集来访者的文字问答。他对于来访者对危机干预咨询师的评分，起见证与安全陪护的作用，同时向督导小组与总导诊部汇报。安全陪护员是咨询师的助手，也是危机干预过程的第三方见证者与材料收集者，目的是保护整个危机干预过程不出现意外。咨询师在整个危机干预过程中只需要做好危机干预，达到解除危机的目的即可。

我们选派的五位主力咨询师分别是冯映云老师、周瑾雯老师、文花艳老师、谢昊老师、华智雍老师。冯映云老师、周瑾雯老师是新异心理最高级别的咨询师，谢昊老师是新异心理咨询部经理，文花艳老师是律师兼新异心理的心理咨询师。

重大创伤之后的灾后心理重建与日常心理保健工作需要大力普及，让普通大众与各行业专家从各个角度重新认识心理学，了解现在的心理学为什么是一门科学技术，是怎么样帮助我们快速有效地解决各种心理问题的，这也是所有心理学从业者义不容辞的社会责任。

作者：李新异、冯映云

第二节
用我们的专业，化解"大白"们的压力

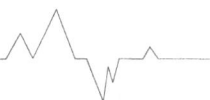

危机干预首战告捷激励士气

这次心理援助之所以定位为危机干预而不是心理咨询，是因为平常的心理咨询都是在咨询条件相对较好，来访者按照咨询师的安排而进行的系统性咨询过程，时间可以是一次或者多次。而危机干预则是，对处于困境或遭受挫折的人，予以关怀和短程帮助的一种方式。目的是在紧急突发重大事件后，针对可能会出现的自闭、忧郁、紧张、防范、生理障碍、心理崩溃、自杀倾向等各种心理、生理与情绪问题，没有时间进行系统咨询，或者咨询环境与条件都达不到正常咨询要求的情况下，咨询师通过经验与技术，在短时间内快速有效地将来访者带出危机心理，恢复正常状态。所以危机干预对咨询师的咨询经验与技术要求非常高。

案例一

咨询师：周瑾雯

陪护员：文花艳

来访者：护士，女

来访者是某省一名优秀的护士，咨询环境是医护人员工作区，时间是在她工作的间隙，当时的情况是连座椅都没有，只能站着，并且随时可能会因为病人的需求而中断咨询过程。

事件起因是治疗新冠病人的工作暂时结束，脱防护服的时候，由另外一位同样身穿防护服的医护人员帮她从后面脱防护服。因为大家都身穿防护服，相互之间认不出来，对方替她脱防护服时没有按照技术要求进行，她就对对方进行了技术指导。

脱了防护服才知道，对方是另外一个科室的领导。她担心对方会因此批评她，到她的主管领导处告状，甚至要求医院领导处分、开除她。这使她产生了很大的心理压力，表现为身体无力、恶心、紧张、精神恍惚、不想工作。周瑾雯老师在这种咨询条件下，使用聆听、共情、陪伴、理解等心理学技术，结合新异心理自己研发的"潜意识情景对话技术"，帮助她减轻心理压力，然后针对重点事件进行靶向情绪释放，使她进入深层潜意识状态，连接到潜意识里的智慧，使自己整个身心得到疏解，进而肯定了自己技术正确，坦然接受一切可能发生的事情，也对自己的专业水平产生了更大的自信。

案例二

咨询师：冯映云

陪护员：谢昊

来访者：护士，女

来访者的主要困惑是既想主动报名参与一线抗疫工作，又担心自己去了如果被传染回不来，自己的两个小孩失去妈妈怎么办。严重的紧张焦虑情绪和心理幻化问题导致她吃不下饭，睡不好觉。咨询环境是下班后在她的家里，随时会受两个孩子的影响，是否能够进行咨询都不确定。但是她丈夫非常支持她的工作，专门替她报名进行危机心理干预。

因为来访者是在家待命，两个孩子轮番过来找妈妈要抱抱，不时地打断咨询。所以冯映云老师及时对来访者的孩子进行赞美鼓励，让她和孩子拥抱，表达爱之后，再送走孩子；然后告诉来访者，全国人民与她心连心，都在支持她们抗击新冠肺炎疫情，并且非常感谢她们的努力和付出，感谢她们敢于放下自己。这使来访者产生了极大的工作认同感与价值感，感受到来自全国人民巨大的支持力量，不再觉得自己是孤单的、被动的，甚至是被抛弃的。

冯老师告诉她，国家卫健委领导下的专委会，已经组建了300多人的心理咨询师团队，随时准备为她们服务，为她们解除任何心理障碍。这些都使来访者备受鼓舞，信心与正能量都起来了。随后冯老师引导她进行焦虑情绪的释放，再对她进行心理重建。事后她感觉咨询效果超出预期，很惊喜，整个人身心状态都不一样了。

案例三

咨询师： 周瑾雯

陪护员： 文花艳

来访者： 护士，女

来访者在某传染病医院工作，对面是发热门诊，需要与一线医护人员接触，送物资，但自身的防护设备不足，又不能隔离，需要回家住宿。她担心将病毒带回家传染给家人，于是自己在外租房，但是晚上独自在外又害怕。目前身体出现心脏紧、疼，肩膀紧张等情况。因来访者在出租房休息，具备潜意识引导条件，咨询师引导她进入潜意识，用在潜意识与父母对话的方式释放情绪，了解父母的心情，然后拥抱父母，体会与家人内心联通的力量；然后跟全国上下海内外所有人拥抱，感受与集体的力量，回归集体潜意识，不再孤立无援。来访者带领所有人一起跟病毒进行对话，体会到病毒的渺小，理解到我们终将战胜疫情，取得胜利。

她意识到病毒在医护人员和病毒专家的通力协作下终将越来越弱小，重新找回了温暖与力量，身体的紧张消除了，不再害怕病毒。来访者身体由开始时的紧张，脖子肩膀僵硬，到结束时身体轻松，没有不适感，对未来有了信心。

周瑾雯和冯映云两位老师的心理危机干预旗开得胜！心理健康专委会的专家们都非常高兴，因为绝大部分咨询师都没有参与过危机干预，更没有信心通过远程语音方式来完成。所以，两位老师的稳定表现使得整个总导诊部 40 多位专家都备受鼓舞。

至此，抗击疫情心理援助医护人员公益服务首战告捷，实现了心理咨询师为一线医护人员保驾护航，上下一心共同抗疫的战略目标。而心理学作为一门科学技术，经过前沿理论与技术的研究与发展，也已经能够给心理危机干预提供快速有效的解决办法。那就是透过来访者表面的行为表现，看透潜意识层面的压力真相，继而从根本上解决来访者面临的问题。

新异心理提出的心理保健，类似于身体的养生保健，服务对象是心理亚健康人群。内容包括普及心理学常识、性心理知识、心理学前沿技术知识、个人情绪管理、非暴力沟通、家庭关系疏导、社会关系指导、亲子情感事业困惑分析、个人与家庭成员生命状态解读等。形式有讲座、微课、线上直播、一对一辅导、团体辅导、训练营践行打卡等。作用是在家庭矛盾、个人情绪爆发与失控之前，就开始进行心理辅导，使其改善心理状态。为青少年自杀、抑郁症、狂躁症、自闭症、多动症、焦虑症、精神病等心理疾病，提供有效的防范措施。

新异心理通过6个月，2000多个小时心理保健与危机干预的实践和分析，研究出一套"心理学前沿技术与心理保健"的完整模式。心理学不再是一种鸡汤式的心理慰藉，而是发展成为与其他高精尖科技一样，能够快速解决人的情绪问题与诸多深层问题的科学技术。

作者：李新昇、冯映云

第三节

隔离？ 隔不了"无接触"服务

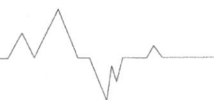

一、多渠道抗击疫情心理援助的背景

因疫情隔离，人们几乎足不出户，不能上班、不能上学，不得不依赖互联网来完成更多事情，"无接触"成了"最安全"的交互方式。而心理咨询本身就是相对隐私的事情，疫情让来访者认识到了线上咨询的优势，由原来的抵触变成了接纳。国内的多个心理协会与机构，纷纷提出了"抗击疫情心理援助医务人员"的倡议，全国心理咨询志愿者马上结集在各个微信群中待命，守护医者，发出"用生命服务生命"的呼唤①，给一线的医务人员做最坚实的心理保健后盾。

---

① 关爱生命网，《心理援助支持前线医护人员》，2020 年 2 月 7 日；心援社公众号，《守望相助以爱相援，砥砺前行服务生命》，2020 年 4 月 30 日。

中国生命关怀协会
Chinese Association for Life Care

中国生命关怀协会心理健康专业委员会
倡 议 书

新年伊始，新型冠状病毒疫情骤然蔓延波及全国，牵动全国人民的心。广大医务工作者冲锋在前，舍生忘死筑起了抗击疫情的钢铁长城，谱写了感天动地的生命赞歌。

在与疫情的紧张战斗中，广大医护工作者告别家庭和孩子奋战在前线，克服困难紧张工作承担着巨大的工作和心理压力，他们和确诊的患者、被隔离的观察者以及他们的家属需要心理支持，缓解焦虑、克服恐惧、稳定情绪战胜病魔。

专委会邀请并欢迎心理咨询师、社会工作者和专业机构参与到抗击疫情的战役中，共同汇聚爱的力量，共同为生命服务。特发出倡议：

1. 为了更好的服务社会，我们必须先照顾好自己和家人。
2. 掌握疫情防控知识并传播分享，带动和影响身边的人群。
3. 运用心理学知识和技能，支持身边有需求的人群。
4. 参加或开展相关公益宣讲活动，或申请加入心理援助团队及后备梯队，开展心理健康咨询服务。

让我们团结协作共同行动！

中国生命关怀协会心理健康专业委员会
2020年1月27日

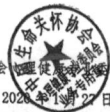

中国生命关怀协会
Chinese Association for Life Care

备注：

对接部门： 心理健康专委会社会公益部

工作人员： 文锋部长 楚瑞老师

办公邮箱： xlikzwhbgs@163.com

扫描关注：

抗击疫情心理志愿服务群

图 2-1 《中国生命关怀协会心理健康专业委员会倡议书》

二、心理志愿者的心理建设

新冠肺炎疫情对于我们来说是一个突发的应激事件，作为专业心理工作者，咨询师在接受具体的心理援助工作之前，需要制订一些规则，这对咨询师和当事人来说都是一个保护。

心理咨询工作是一份有爱的工作，但是光有爱是不够的，特别是对系统心理学有过学习和研究的伙伴们，会知道每个人在系统里都有一个位置，同时也有属于自己的责、权、利。当我们想要做一个称职的心理专业助人者时，关于职业道德、职业伦理的部分，应该是我们的第一功课。我们应对我们的工作以及工作对象持有敬畏之心。因此关于新冠肺炎疫情防控一对一心理援助有两点说明：一是准则，二是流程。

一对一心理援助的准则

1. 进行一对一心理咨询的咨询师必须具有心理咨询师职业资格证书

对于有些没有职业资格证书的一线心理工作者，我们一点都不怀疑他的能力和水平，但是心理咨询师职业资格证书是职业资质，因为我国已颁布的中华人民共和国《精神卫生法》规定：进行心理咨询工作时，咨询师必须具备国家职业资格证书，这对我们自己来说是一个保护，对行业来说也是一个保护。

2. 参与心理援助的咨询师必须要有一线心理咨询经验

我们所面对的人群，在应激事件下处于特殊的生命阶段，他们的心理可能处在麻木、封闭状态，内在的情绪可能是恐惧、愤怒，也可能是抑郁和焦虑，所以有咨询经验的心理咨询师就显得非常重要。我们无论是出于对自己的保护，还是对服务对象负责，都需要有自我保护意识。任何心理咨询师不允许在没有第三方安全陪护员在场的情况下，跟一线医务人员接触，特别是以心理志愿者的身份，更是不允许的。这也是专委会对大家的保护。

3. 咨询师不能私自与当事人建立咨询以外的其他关系

心理咨询师职业伦理的部分我们需要严肃对待。虽然目前我国很多地方的心理咨询系统还不是很完善，但我们自己必须对此有非常严格的自我要求。这是对于我们自己职业生涯的保护，也是对于我们所在行业的保护，因为心理咨询是一个专业的领域，希望大家能表现出足够的专业性。

4. 注意政治观点和去宗教化，保持主流文化和主流价值观我们尊重所有宗教，也尊重所有文化现象，但不建议咨询师直接用自己的宗教信仰的观点去解释一些现象。因为我们的工作对象是一线的医护人员，这是一个高知群体，他们绝大多数是无神论者，秉持唯物主义世界观。我们要尽量避免引发对方不适，尽量用相应的主流文化和主流观点去解决问题。

另外一点是不做过多、过深处理，就像医生做手术，要评估对方的身体状况、心理状态是否能支撑住一样，心理咨询也要考虑当事人的具体情况。在当前高压力的状态下，咨询师不要主动去做过深的处理，陪伴他，通过倾听，了解他的情绪、想法、目标、期待，针对当下困境，帮助他进行自我梳理，引导他自己寻求应对方法，保持好咨询的界限。

5. 注意控制咨询时长

一般来说，咨询时间是 60 分钟左右，最多不要超过 90 分钟。在整个咨询过程中，心理咨询师应当遵守保密原则和心理咨询师的职业伦理，告诉咨询人员心理咨询师不能解决现实的问题，心理援助只解决心理层面的问题。这样做的目的是让当事人知道，咨询时间为什么是 60 分钟，如果有解决不了的问题，可以预约下一次或者是转介给其他心理咨询师。

一对一心理援助的流程

（1）接受心理援助的医护人员主动填写心理援助表格；

（2）交由负责分配的心理工作人员；

（3）负责分配的心理工作人员和各小组的安全陪护员对接；

（4）由安全陪护员建立求助者和助人者的三人群进行咨询；

（5）安全陪护员不得进入心理咨询过程；

（6）由助人者和安全陪护员共同填写咨询记录；

（7）由安全陪护员上交咨询记录给专委会负责人员。

三、多形式展开工作

专委会组织人员进行分组并参加学习培训，安排开展心理防控知识宣导、热线答疑、网络直播课程、个案咨询和团体辅导等形式的系列活动。[①]

人在面临突发事件时，有慌张、恐惧、焦虑等情绪是很正常的，我们首先要通过宣传让大家明白：负面情绪也有其正面意义，就如身体的伤痛一样，可以提醒我们开启自我保护系统，避免更大的伤害。

当我们觉察到了自己的心理感受，才能去面对、分析、解决，最后恢复健康状态。没有任何反应才是更糟糕的情况，那说明我们的心理变得麻木，而这是非常危险的。所以知识宣导的作用就在于，使人们正确地认识心理感受以及情绪变化，并且采取正确、积极的方式去面对。

光是宣导肯定不够，还要提供有效的帮助。疫情期间，面对面的咨询形式被限制，我们就想到通过电话沟通的方式来解决，开通心理热线，安排人员 24 小时值班，方便求助者及时得到心理援助，解决人们对于心理问题的疑惑。

电话沟通之后，对于需要咨询的来访者，我们设置微信咨询流程，利用微信群进行专业咨询，同时利用网络开展线上直播课程，通过远程视频的形式，宣传心理保健预防知识，并为有需要的人们提供个案咨询及团体辅导。

---

① 关爱生命网，《心理援助支持前线医护人员》，2020 年 2 月 7 日。

针对疫情状态下的特殊情况，我们制定了与以往不同的咨询流程及方案：增加安全陪护员、对参与人员进行岗前培训、运用电话和微信咨询等方法。

案例一

咨询师： 高丽

陪护员： 杨文广

来访者： 护士，女

来访者是其他科室的护士，经历波折赶赴一线，感觉缺少经验，准备不足，同时又担心家人，担心两岁的女儿。工作开始后她连续几天睡不着，恐慌、焦虑，也曾找到上级主管倾诉，换班休息时自己又哭了很久。一部分情感已经宣泄，咨询的时候她的状态已经好一点了。

杨文广老师通过和姚佩君老师的电话沟通，体验了如何在不见面的情况下，充分感受来访者的情绪。他做好充分准备后跟来访者联系，让来访者体会到虽然远隔千里，咨询师也能感觉到她的感受，而她也能向咨询师表达自己的感受。然后三人小组建立，高丽老师在来访者部分情绪已经宣泄的情况下，快速反应，重新调整咨询方向，向着支持来访者保持情绪稳定的目标进行：先共情了对方的感受，肯定了来访者对自己情绪的觉知，以及寻求主管情绪支持的处理办法；接着通过孩子切入话题，引导来访者释放对女儿的想念、担心、愧疚等情绪，帮助来访者找到补拍照片的方法，来缓解想念和弥补内疚；结束时鼓励她尽快投入工作，在遇到问题时寻找同事和上级的支持与帮助。

访谈后，高丽老师又做了最后确认，来访者表示获得了减压，情绪稳定。后期又经过三人小组跟进，来访者感觉平静了很多，经过休息，失眠也得到了改善，能够很好地投入工作。

案例二

咨询师：李云峰
陪护员：吴志宏
来访者：护士，女

来访者是一位 33 岁的护士，从北京到武汉援助已经有半个月时间。一次在穿防护服的时候，突然一种密闭感让她的呼吸、心跳加快，到了每分钟 130 次左右，并且有窒息感。这一次之后又发生过几次这种情况，她一直坚持工作，但是这种感觉让她的压力越来越大，她想知道这种状况下，还能不能有效地坚持工作，有没有更好的方法帮助她减轻这种感觉。

吴志宏老师按约定时间建好三人小组，介绍了咨询师的身份和保密原则，同时也向李云峰老师介绍了来访者，然后退出去，静静地陪伴。李云峰老师则提前半个小时做好准备并就位。

当这些都做完之后，来访者很快地说出了她的感受：在月底体检的时候有过心跳过速，但是没有太在意。到武汉之后，有一次她穿防护服，觉得有幽闭的感觉，呼吸、心跳加快，心跳到了每分钟 130 次，这样的情况下也没法去体检。她说："我从北京来武汉了，就是要干点活儿，就是要挽救患者！而我这种状态不能有效地帮助他们，不能做好自己的事，心里非常过意不去。我希望尽快把状态调整好。"

根据心理学理论：当一个人被另一个人倾听，能用明确的语言描述自己的感受，并且被对方理解的时候，他的内心就趋于平静，他的情绪就得到宣泄。在整个过程中，李云峰老师都遵循了专委会的要求，按照以倾听、陪伴、情绪处理为主的基本原则，始终不越位，不替来访者做任何决定，一直在调动她自己内心的能量来应对。

经过 75 分钟的咨询，最后来访者表示感觉身体好多了，也能够调整情绪，可以更好地投入工作，帮助患者了。

远程的线上咨询，对于咨询师来说是新的挑战。整个咨询过程必须更加细腻、专注、专业，尽可能地给来访者更好的体验和切实的帮助。来访者对咨询过程及结果都很满意，同时表示会继续用学到的方法练习，保持良好状态。

实战后的总结

根据两个案例的咨询过程，姚佩君老师总结说，生命关怀协会是一个系统，专委会也是一个系统，新异心理所有咨询师伙伴又是一个系统。咨询师、来访者和陪护员三人之间也是一个系统，三人系统的背后又系着每一位伙伴的家族系统、工作系统、朋友系统。我们每个人都生活在系统中，关系密不可分。我们面对的一切都跟系统有关，系统背后就隐含着我们的生命状态。不管掌握的是哪个流派的技术，我们从系统的角度来看这一切的时候，自然而然就悟出了：通过坚定的信念、陪伴和聆听，我们就知道当下来访者处于什么状态，需要给予什么样的语言。

讲到这里就知道，咨询师和来访者的系统是不一样的，我们的生命状态决定了我们要用什么样的态度，聆听到来访者是什么样的问题。除了咨询师内在的成长之路，还有更多的系统在陪护着我们，让我们在抗击疫情的心理服务当中，帮助他人的同时提升自己生命的能量。

作者：王建峰、姚佩君、李云峰、吴志宏、高丽、杨文广

第四节
万万没想到，心理咨询也要主动出击

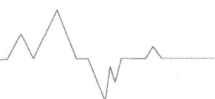

一、反思操作流程以及如何改进危机干预模式与建议

在本次抗击疫情心理援助医务人员的公益活动中，报名接受心理援助的医务人员近 160 人（截至 2020 年 2 月中旬），最后接受心理援助的只有 20% 左右。专家组研究原因的时候，认识到可能因为医务人员报名时要做各种登记，流程太多、太复杂，大部分医务人员本身工作就很忙，他们容易产生畏难与怕麻烦的心理。而已经报名的医务人员也有大部分放弃了接受心理援助，导致心理援助工作时常处于停滞状态。

同时广大医生护士又都是高知阶层，本身已经掌握一定的心理学知识与技术，接受心理援助的意愿度本来就很低。对此，我作为专家组的一员提出几点建议：

第一，我们才是真正专业的心理咨询师，掌握的解决危机心理的实战经验与技术，以及在心理学前沿研究领域的技术开拓，远远超出医务人员的想象。现在，让我们接触到这些出现心理障碍的医务人员，让我们可以帮助他们解除心理问题是当下的首要任务。因此，建立简单快速的接触机制是实施危机干预的关键。我们不应该设置障碍，一味地等待他们提出需求，应该主动寻找接触、促成接触，进而提供心理援助。

第二，危机干预专家组的专家要迅速反应，制作出指导如何自我解除危机心理的短视频与音频，并进行有效投放，使广大医务人员能够在工作之余，在微信群里学习到新技术，进行心理压力与情绪的自我释放。

第三，针对疫情后可能出现的社会性集体心理重建，应该迅速制订出系统方案。同时对处于待命状态的三百多位心理咨询师，进行系统培训与专业知识分享。

这些建议全部被心理健康专委会采纳，专家组的几位专家迅速制作了缓解心理压力的音频，并进行投放，方便医务人员在空闲时间使用。我则制作了专门解除恐惧情绪的视频进行投放①。针对医务人员的心理专家讲座也迅速开展起来，三百多位咨询师的咨询经验与技术应用分享也有序、系统地组织和开展起来。心理援助专委会的咨询热线电话开通后，也进行了大量的转发和投放。

新异心理在行动

我们新异心理咨询师团队也开放了自己的公益援助热线电话，六位接线员同时接待，通过对广大客户群的精准投放，迅速组织咨询师进行心理援助，大大简化了程序，提高了效率与质量。我们运用的"潜意识情景对话技术""易经应用心理学咨询技术""家庭能量分析技术"，已经在新异心理体系中实践十多年，应用起来也驾轻就熟。但是，这次面对抗疫的实战中，我们又有了新的挑战，就是不能面对

---

① 小鹅通线上教育平台"中和人生"之《心理保健》栏目，2020 年 2 月 18 日—3 月 21 日。

面实施心理危机干预，只能通过互联网远程对话来实施，这样就面临着巨大的未知性，难度非常大。值得庆幸的是，凭着娴熟的技术与淡定的心理状态，以及细致入微的洞察力，我们克服了一个又一个困难，使我们的能力又得到了更好的提升。随后，专委会安排的多场冯映云、谢昊老师组合，周瑾雯、文花艳老师组合的技术分享，以及冯映云老师针对医务人员和全体参加心理援助咨询师的专题心理讲座，都获得了好评。

二、中国抗疫精神激励我们每一个人

这次的"抗击疫情心理援助公益活动"，新异心理团队的收获非常大。大家都深切感受到应该与钟南山院士一样，要有中国抗疫精神！正因为大家心相同，意相通，所以很快组建了新异心理咨询师团队，没有任何人犹豫与推脱，大家都带着满腔热情参与到武汉抗疫的工作中来，站在了抗击疫情的第一线。

这种全国人民一起，积极参与抗击疫情的中国抗疫精神，激励了我们所有志同道合的伙伴。我们在进行危机干预的过程中，有一个共同的心声，那就是告诉武汉一线的医务人员，全国人民永远与你们在一起！

这种全国人民上下一致抗疫的决心，在危机干预的实战中，专家组也要求咨询师必须把这个情怀带给医务人员。这一点确实很好地激励了医务人员，使他们在一线冒着生命危险去救人的时候，感受到自己不是孤独的，背后有全国人民的强大支持！

作者：冯映云

第三章

全力以赴，助力逆行者

第一节
用爱守护：不让英雄流汗又流泪

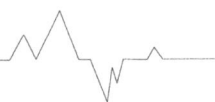

新冠肺炎疫情期间，人人谈病毒色变。但是有一群人，他们深入别人唯恐避之不及的"重灾区"。为了保护人民健康，他们顾不上自己的健康，顾不上自己的家庭，他们被称为"最美逆行者"。作为心理工作从业者，我们对他们心怀敬佩，也为他们的健康深深担忧。我们都知道，医务人员的工作本就繁忙，疫区的工作强度更是非常大，身体的疲惫加心理的压力，足以压垮一个人。

这个时候，就需要有人站在他们的身后，给他们支撑，给他们赋能，给他们加油。这也是我们心理工作者在全国抗疫大环境下义不容辞的责任。在这次助力逆行者的活动中，我们看到了很多无助，也看到了很多希望。

咨询前的准备

有一个来访者，她和她的丈夫都在一线工作，家中还有两个年幼的孩子，她内心有些焦虑，但在咨询前与安全陪护员的沟通中，她还是表现出了非常好的状态，聊了很长时间，表达也很顺畅。根据安全陪护员李小军老师采集的人口学资料，我们进行了推测，这位来访者的成长经历是比较常态发展的：她正常上完了大学，大学毕业就结婚了，结婚后就有了孩子；她今年 33 岁，两个孩子一个 7 岁，一个 2 岁。

来访者在一个县级最大的人民医院做主管护师。有医学背景的人都知道，她能在 33 岁做主管护师，说明她刚毕业就开始考职称，到了晋级的时候就考过了。从护士，到护师，再到主管护师，她是逢考必过的一个人。

来访者准备了一个很安静、没有人打扰的咨询空间，在视频里她整个上半身面向我们，我们因此可以很好地观察到她的肢体动作和面部表情。

主管护师的烦恼

还没到咨询时间，来访者就在我们的三人群里问候我们吃过饭了没。我想这名来访者是主动型的人格。她来问候我们，那我们也就跟着她的节奏，和她进行了交流。然后我和小军老师商量了一下，提前开始了正式咨询。

我们首先做的是倾听，以倾听技术为主，搭配具体化技术，明确来访者的咨询目标。来访者为什么要做咨询？在咨询过程中想探讨什么？来访者在谈的时候，有时会不知道说什么，会停顿。这个时候，我会耐心地等待，等她准备好了继续说。慢慢地，她就适应了咨询的节奏，她只要不说话，我就会等待她，她停顿一会之后，就会诉说她的心里话。

来访者说，她觉得自己目前状态不是很好，希望可以恢复到刚刚参加防疫工作时的状态。她现在已经连续工作了一个月的时间，可能因为她的工作能力比较强，领导让她再继续工作半个月，但她目前已经很疲劳、很恐惧，觉得没有能力再应对接下来的工作了。

促进反思，弱化焦虑

听到这里的时候，我感觉来访者是一个处于神经症水平的人格状态，以情感的矛盾为主。我和她一起分析，促进她的自我反思。她说她已经工作了一个月，然后出现了现在的状态，面对接下来的工作，感觉不能胜任，有些难以再前进的感觉。这种感觉是不是一种正常的状态呢？来访者这个时候才意识到，自己目前的状态其实属于一种正常的状态，大多数人连续工作一个月都会这样。此时，她的焦虑（工作一个月产生的焦虑，以及对这种焦虑状态的焦虑）就弱化了。

正视内心，宣泄情绪

接下来我们谈论她的两个孩子。我敏锐地捕捉到，她一谈到想念孩子的时候，脸和鼻子就发红了，为了防止眼泪流下来，她就会转移话题，说别的事情，说着说着，她的真实感情就不会再流露了。所以，为了防止她回避对孩子们思念的感情，我插入了重复性的话语，重复引起她的情感反应，让她表达关于她思念孩子的这种情感。当我去表达的时候，在一刹那，我的眼泪也差点流了下来，因为我确实能体会到，来访者在这种高强度工作之下，一个月都没有见到孩子的思念之情。我也被她这种情感深深地触动了。在屏幕的那头，来访者开始哭泣，开始诉说她对孩子的种种思念。我和小军老师，就在这里耐心地倾听，耐心地陪伴着她。

改变认知，回归平静

宣泄完之后，我和来访者分析了她对孩子的教育。她说以前就没能很好地教育孩子，现在还把孩子撇在家里，自己一个人在外面工作，觉得对孩子很愧疚。我和她一起探讨了什么样的妈妈才是好妈妈，什么样的妈妈才能有利于孩子的个人成长。此时，来访者领悟到，并不是将孩子所有方面都照顾好，特别体贴，细致周到才是好妈妈。有的时候，生命当中会遇到很多突如其来的状况，这些状况也是需要孩子亲自去面对的，这样才有利于孩子更好地成长。当来访者意识到这一点的时候，她对于不能在家里照顾孩子的焦虑也就弱化了。

深度挖掘内心的隐情

然后，我们探讨了她的两个孩子，哪个孩子需要她更多的关心，她本认为两岁的孩子需要更多的关心。通过我们的探讨，她明白了两岁的孩子目前是以生理性需要为主，有爷爷奶奶的照顾也可以。她需要做的，是和七岁的孩子进行更多的电话沟通。此时，我们也感觉到了来访者在应用一种防御机制——投射。她把自己内心对妈妈的思念投射到了孩子身上，她在这一个月的高压工作中，内心是无助的、焦虑的、恐慌的，她像孩子一样需要她的妈妈来安慰她、照顾她。她把自己的这份需求投射到自己的孩子身上，认为自己的孩子也有这份对自己的需求。我和她分析过后，来访者也感觉到了，她的这份焦虑便也弱化了，她感觉自己对孩子放心了，可以做好自己的工作。

接下来，我们谈到了她对妈妈的思念。她说她刚刚进入疫区工作的时候，管控还不是很严，妈妈会给她送饭，妈妈做了很多饭，给她和她的同事们一起吃。我帮来访者回忆当初妈妈送饭的时候，她隔着栅栏是怎么和妈妈见面，怎么把妈妈手里的饭盒接过来的。来访者一边哭一边宣泄着对妈妈的思念。

等她宣泄完之后，我和她探讨了她从小到大的经历，问她小时候妈妈有没有吼过她，她说吼过。我又问她："你妈妈吼过你，那你现在有没有恨妈妈，觉得妈妈不是一个好妈妈？"她说没有。我说："你妈妈小时候也吼过你，但你长大之后直到现在，并没有恨妈妈，也没有对妈妈不满，而且你还很爱你的妈妈，那么，你现在还会担心你吼过你的孩子，你孩子长大之后会对你不满吗？"

经过探讨，来访者表示她已经深深地明白了，自己曾经对孩子的一些做法，孩子长大之后会慢慢理解，自己的孩子会跟父母形成良好关系的。这时，她对自己之前教育中自认为的那些失误，以及现在不能在家教育孩子的内疚感，全都慢慢消失了。

用例外技术，重塑自信

最后，我们开始谈论她工作上的事情。她接下来要进入三个新病区，这是她以前没有接触过的病区。而且来了新的工作伙伴，她要去领导他们，她不知道这些新伙伴的能力如何，主动性如何，感觉自己可能难以领导他们。我用了焦点解决短程治疗里面的"例外技术"，和她分析她是如何一步步走到领导岗位的，是如何表现优异的，找到她生命当中的闪光点。她发现自己以前是一个优秀的护士长，别人跟她接触后，都会给她很高的评价。所以新的工作伙伴，也会像其他人那样认可她，而且她是他们医院 20 个护士长里面最优秀的，所以她是有能力和新伙伴一起工作，有能力领导好他们的。

咨询师需要做到什么？

在整个咨询过程中，我主要做到了以下两点：第一点是营造一个安全包容的环境，让来访者宣泄自己内心的情绪；第二点是弱化来访者的焦虑情绪，通过交流不断地转变其想法。其实这位来访者本身是一个很有能量的人，咨询结束后，我深深地感受到，我也只能成为一名助力者，在背后给她一些支撑。如果我自己去疫区工作一个月甚至一个半月，也是很难胜任的。另外，需要补充的一点是，在咨询之前，我们需要有这样的一个心理状态，就是暗示自己：咨询也有可能是无效的。在整个咨询过程中，我们要尽力去做好，不能抱着一个拯救者的心态进行咨询。

咨询师需要做到的，就是这几个关键词：专业、准备、感受和爱。专业是指我们扎实的心理学理论知识和丰富的咨询经验；准备是指在正式咨询之前要向来访者了解足够的资讯，这样可以节省很多咨询时间，让咨询的过程简洁紧凑；感受是指咨询师要时刻保持与咨询者的深度连接，允许咨询者在咨询过程中的任何呈现，让咨询者能够深深地感觉到自己是被关注、被接纳的；最后一个是爱，我们带着爱在工作，需让咨询者感觉到安全和深深的被允许，这样才能激发出他的生命力。

作者：杨文广、李小军

第二节
你冲锋陷阵，我为你守好后方

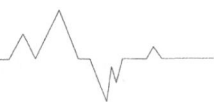

2020 年是一个特殊的年份。这一年，新冠肺炎疫情突如其来，感染人数不断增加。紧接着，全国各地的医务人员开始支援武汉。他们的精神令人敬佩，但是，在敬佩的同时，我们也要看到，那一件件防护服包裹着的，也是和我们一样有血有肉的普通人。他们也有七情六欲，也有家人。面对危险，他们也会害怕；面对家人，他们也有担忧。围绕医务人员的心理健康问题，中国生命关怀协会组织了对一线医务人员的心理援助。医务人员用他们的专业和爱心守护着病人，我们心理从业者也用专业和爱心来守护他们。

一、医务人员的困境

大多数一线的医务人员都面临着工作与家庭不能两全的问题，繁重的工作让他们几乎没有休息时间，特殊的工作性质也让他们不敢回家。

我们接待的第一位来访者，是一位前线医院门诊部的主任，她一面在医院忙得不可开交，另一面又牵挂孩子却不敢抽空回家，怕把病毒带回去，于是出现了失眠、做噩梦的情况。她一方面用积极向上的心态要求自己，另一方面又被各种情绪困扰，这种状态让她无法全身心投入工作中。经过沟通后，我梳理了几个她需要解决的问题：

（1）该不该回家。来访者和她的丈夫都在一线工作，两个孩子自己在家里上网课。回去担心工作和传染病毒的问题，不回去又担心孩子的学业问题。

（2）内心的悲伤和无力感。很多病人的病情都非常严重，有的甚至失去了生命，来访者每天目睹着这一切，感到深深的悲伤和无能为力。

（3）看不到头的绝望感。她原本以为疫情很快就会过去，但是这么久了，毫无减轻的迹象，病人源源不断地被送进来，她不知道何时才是尽头。

（4）心疼同事。自己身边的医生护士都疲惫不堪，长时间不能休息。李文亮医生去世的事情更是让她的心情跌到了谷底。

明确了来访者的问题之后，我决定采用疏导情绪、转化信念、注入正能量的综合方式来帮助她。

首先，让来访者放松，假想温暖的阳光照耀在身上。当阳光照到她心脏的部位时，她感到心很痛。我让她感受心痛的背后是什么，她感觉到了巨大的悲伤。于是，我让她充分地释放悲伤，她感觉轻松了之后，接着让她释放焦虑。

我主要采用的是一种把情绪带回到平静和爱里的方式，也就是不再把情绪分为正面情绪或负面情绪，只要是情绪，就是一种能量的流动。我们带着爱和慈悲，看着这份能量流动，允许它充分地流动和释放，然后把它当成宝贝一样，收回到我们内在的平静与爱中。

我们作为一个心理专业的助人者，对于什么是情绪、它来自哪里、有怎样的规律、有哪些种类要有一个非常清晰的认知，或者我们能够精准地做出关于情绪的模型，判断它是个人的情绪还是系统性的情绪，是意识层面的情绪还是潜意识层面的情绪。当我们对情绪有了一个精准的认知时，我们自然而然就会知道该怎么去解决。其实，所有的情绪都可以归结为两种：一种是恐惧，一种是爱，它们都跟归属感有关。从系统排列及系统心理学的角度来说，就是要把个人放在关系里，放在系统里。把问题放在关系里，放在系统里，这样才能看到情绪的全部。

这位来访者对于她是否归属于她的家庭是有潜在困惑的。自己是一个好妈妈吗？是一个好妻子吗？自己对于家庭是否有足够的贡献？如果答案是肯定的，她就没有那么多的害怕和恐惧。在医院里也是一样。自己是否是一个好医生？如果自己符合医院的规定，能满足患者及其家属的期待，她就会认为自己是一个好医生，在医院这个系统里就会有归属感。而这位来访者，因为时间精力不允许，她觉得自己既不能做一个好妈妈，也不能做一个好医生，并为此而纠结不已。另外，疫情期间整个医疗系统都面临着巨大的压力，李文亮医生去世这个事情引爆了整个系统的压力，她感觉自己作为一个医务人员不能得到很好的保护，导致一些信念的坍塌。

这时就需要用后现代心理学对这个问题进行解读，困扰自己的不是问题本身，而是看问题的角度。在家里的时候，就专心去做一个好妈妈，好妻子。在医院的时候，就专心去做一名好医生。我告诉她，教育部明确规定，开学之后学校会把假期的内容重新讲一遍，所以对孩子的学习问题不必有太多担心。同时，我也告诉她，现在全国人民都在行动，都在全方位支持疫区的医务人员，这让她升起了信心。我引导她感受被爱的感觉，被保护的感觉，让她在一种爱的氛围中体验自己是被保护的，被深深爱着的，以这样的方式给她注入爱的能量，让她内在的爱与平静升起。

咨询到 40 分钟的时候，她说有点困。在征得她同意之后，我进一步对其引导看她内心是否还有负面情绪。假如负面情绪还在，则再引导她进行一个充分的释放。接下来，我引导了她回想所有的病人，回想这次大疫情事件。我说，这次疫情，我们能做的，是坚守自己的本职工作，对需要我们帮助的人施以援手。我们越放松，免疫力就会越强，能做出的贡献就越大。此时，她说她完全平静下来了，并且感到很放松，想休息。我就让她进入了休息的状态。

二、一位妈妈的担忧

我们接待的另一个个案也很有代表性。她是一位医务人员的妈妈，来自江西省，23 岁的儿子被选派到武汉支援疫情工作，她非常担心。

和来访者沟通之后，我们把咨询目标定为，从担心回到平静，以平静的心态为自己的孩子祝福和加油。

这次，我采用的也是把她的担心收回到平静中的方法。我先让她放松，我说："假想你头顶上方有温暖的太阳，太阳的光芒照到你身体上，你的身体暖暖的，各个部位都是放松的。"

当太阳光照到心脏的部位时，我让她体会心的感觉，她说感到心跳得非常厉害。我说："这是因为你有巨大的担心，把这份担心表达出来，你的担心是什么？"她说："担心自己的孩子太累，担心自己的孩子感染病毒，担心孩子会焦虑。"我说："你担心的背后是一份巨大的母爱，因为你太爱你的孩子了，所以才会担心，是吗？"这一点触动到了她，她说自己的孩子才 23 岁，还是一个大孩子，怕他在疫情最前线会扛不住。

这时，我采用转变信念的方式来转变她的情绪，如果单纯地以讲道理的方式来改变她的认知，不是引导她自己转变想法的话，效果不会很好。所以我先把她导入浅催眠的状态，然后引导她一步步把那个正确的信念转变过来。我问她的孩子是不是专业的医务人员，她说自己的孩子非常专业。我问她孩子会不会用自己的专业来保护自己，她说会的。我问孩子是不是一个很健康的孩子，她说是的。我问孩子单位的领导和同事是不是很关心他，会保护他，她说是的。我问她愿不愿意让自己的爱、内在的平静和祝福支持到孩子，让孩子的免疫力更强，她说非常愿意。

这就是让她把认为孩子不安全的信念转换成了认为孩子是安全的这个信念。信念转变了，情绪也就转变了。

最后，我引导她给儿子送去祝福。我说："你想象把你心中的爱送到孩子那里去，你自己和你全家祝福孩子平安，我们全国人民也都会希望他平安。"我让她想象，当孩子凯旋的时候，她最想做的事情是什么？她说："要给孩子一个大大的拥抱，给他做一桌子好吃的。"我说："太好了，你把这个画面想象出来，然后看着这个画面，去感觉一下。"她说："我感觉到了，全身都很舒服，很开心。"我说："你把这个画面和这个开心的感觉留在你身体的每一个细胞中。"她说她感觉很好了，非常满意。在咨询刚开始的时候，我让她给自己的担心打了一个分数，是6分，现在她的分数成了0分。

这两次咨询更加坚定了我的一个信念，那就是要用爱来守护我们的来访者，并且让这份爱在我们每一个人的心中去升起、去传播。当我们中国14亿人，人人心中都升起善良和爱的时候，就会成为一股巨大的力量，一切的困难都会迎刃而解。

作者：王海霞、王建峰

第三节
求助，强者的选择

疫情暴发后，医务人员的健康牵动着所有人的心，心理学界也组织了庞大的心理救援队伍，为医务人员提供强有力的支持，但遗憾的是，主动求助的医务人员很少。

一、被误解的心理咨询

经过分析，我们认为其中一个原因是很多人对心理咨询存在误解。我 2004 年去北京考心理咨询师的时候，火车上一个小伙子问我："您去北京做什么？"我说："考心理咨询师。"小伙子问："什么是心理咨询师？就是心理医生吗？"我说："严格来说我不是心理医生，因为我没有医学的背景。"小伙子接下来的话便有点不靠谱了："那是特工？间谍？"有些人会把心理咨询师和特工、间谍联系起来，还有的伙伴会说，"你是心理咨询师，那你能猜到我心里想什么吗？"我发现直到现在，虽然很多人已经知道了心理咨询师这个职业，但对心理咨询的了解和认知还是停留在比较初级的阶段。

另一个原因是我们中国文化中存在的"病耻感"导致一部分人不愿意求助。很多人一谈到心理问题，就会想到神经病或者精神病。其实从医学角度来说，神经病和精神病是不一样的，但是在老百姓的观念里，就是一回事。如果我们家里出现一个精神方面有问题的人，我们会羞于谈及，也会羞于去寻求心理帮助，并衍生出一些念头，比如求助是弱者的行为，强者是不向别人寻求帮助的，强者应该自己解决所有的问题。

我曾经也有过这样的想法。十几年前，我在生活、工作和家庭方面都遇到了危机，睡眠以及精神状态都出现了一些问题，我当时想着自己作为一个男人，别人都认为我很强，很优秀，我怎么能跟我的爱人、我的父母去说我的问题呢？直到我爱人觉察到了，她说："没有一个人能解决所有的问题。"这句话一下子点醒了我，我立刻就放松了，感觉身边有了支持我的人。

我们要对心理咨询持有一个正确的认识，要敢于求助。

二、什么是心理咨询

心理咨询一般分为两个方向，一个是发展咨询，一个是问题咨询。发展咨询主要是解决个人成长中产生的困惑和障碍，比如学生在填报高考志愿的时候，想了解一下自己的人格特质、能力特质，以便更好地选择适合自己的专业。问题咨询是我们遇到困境时，借助心理咨询来帮助自己，比如出现了情绪问题、人际关系问题，我们无法依靠自己和身边的力量从这个困境里走出来。

求助不是弱者的表现，求助是强者的声音，是强者的选择。为什么这么说呢？

承认无能为力，是强者的表现

人类在漫长的生存发展过程中，会遇到很多困境，生命的智慧让我们发展出了很多自我保护的本能。比如当我们遇到无法战胜的强大敌人时，会本能地选择逃跑。当我们遭遇难以承受的痛苦时，身体和心灵会通过变得麻木来减轻自己的痛苦。

人的力量是有限的，对很多事情，我们确实是无能为力的。比如这次疫情刚开始时，如果我们不愿意承认自己面对有些情况的无能为力，在强大的敌人面前愤怒、攻击，这会在短时间内提升我们的内在力量，让我们从无助无力的状态里短暂地脱离，但它会更多地消耗我们的生命力；而我们越是敢于承认我们做不了什么，越容易获得一份内在的平静。当我们处于平静的状态中时，免疫力会得到提高，更有可能创造出各种奇迹。承认自己无能为力，是需要勇气的，这正是强者的表现。

直面心理问题，是强者的选择

有人说，这次疫情是一场考试，测试出了我们的心理问题。心理出现问题，主要是生命力、心智模式或者生命现象出了问题。

生命力是最本质的部分。一个人的情绪、健康、事业等出现问题最主要的原因就是生命力出了问题。生命力分为生命能量和心理营养。生命能量是先天的，有人强，有人弱。我以前当老师的时候，有一次刮大风，一下子把教室的门吹得很响，有的学生会跳起来，而有的学生却一点反应都没有。后者生命能量就比较强，不容易受外界刺激影响；前者生命能量就比较弱，比较敏感。心理营养是后天的，取决于父母的养育方式、接受的教育以及文化的影响。如果在胎儿期，妈妈的情绪非常好且营养均衡；在 3 岁之前，父母创造的养育环境也非常好，这个孩子就会建立起非常好的安全感和归属感，这样的生命就能承载得起更多的东西。3 岁到 7 岁，孩子开始离开家庭，步入社会，和老师的关系会为其生命里有关力量、价值、事业的部分形成一个相对稳定的心理模型。

我们的生命力会决定我们和外界的互动方式，这就形成了心智模式。心智模式就是我们解读世界的角度和回应世界的方式。当我们的生命力很强的时候，面对很大的困难也会觉得小菜一碟；生命力弱的时候，干一点点工作，都会觉得疲劳。当我们可以充分建构我们的内心时，我们和外界的互动方式也会变得更加智慧有爱，我们称之为成功的心智模式。当我们面对一个靠自己的力量无法解决的困境时，我们团结可以团结的力量，以和平的方式去应对，而不是让自己完全被负面情绪淹没而发生各种冲突。

当我们的生命力和心智模式出现问题时，就会表现为生命现象的问题，出现一系列负面情绪和各种现实困境。为什么面对同一个困境，人会有不同的反应，表现出不同的生命现象，这是因为生命力和心智模式不同。当我们知道了这一点，也就知道了我们努力的方向在哪里。

重建生命支持系统，是强者的智慧

我们刚出生的时候，我们的父母或者重要抚养人以什么样的方式来教养我们，就形成了我们最初的生命感受。在我们还是以感官体验为主的时候，那些感受就会决定我们生命力的强弱。我们和父母的互动模式也会形成我们最终应对人、事、物的态度和模式。所以，原生家庭对一个人的影响是非常巨大的。

成年以后，我们会结婚成家，有了伴侣关系，这是现代家庭。现代家庭和原生家庭一起，构成了我们的家庭支持系统。除了家庭关系，我们上学的时候会有老师，工作的时候会有单位、领导和同事，这些都构建了我们的社会支持系统。

我们内在的生命能量、心理营养来源于我们的原生家庭，那为什么我们遇到困难的时候，不愿意向父母求助呢？可能很多人都会说，怕父母担心，而且说了父母也帮不到我们。其实，这种观念是源于小时候的经验。父母在孩子求助的时候表现出不耐烦或者伤心难过，导致孩子不敢求助父母，只能过早地依赖自己，内心的安全感就不能真正地建立起来。

这是一把双刃剑，因为不能求助，我们让自己变得更强，这是一个正向的意义。但是，当面临的困境超过我们能力范围的时候，我们还是不会求助，就会导致种种心理问题了。只有我们内心真正建立起一种深层次的心灵归属时，我们才能真正地去面对生死，放下对死亡的恐惧，以快乐的方式生活。我们内在的信念是：我是有底的，我是有把握的。

那成年以后，我们还可以提升生命能量，构建成功的心智模式吗？答案是肯定的。生命能量比较弱的人，要学会尊重自己，爱自己，接纳自己。允许和接纳自己暂时的无能、无助和无力。生命能量强的人，要学会助人，接纳他人的无能，这反而能激发出他们的力量。

构建成功的心智模式，需要我们重新去看我们是怎么解读这个世界的。面对疫情，我们发现，原来生死就在我们身边，我们要学会更加珍惜身边的亲人朋友。我们也能看到很多有爱心的社会人士在无私地支持着我们。

我们要重新建立起家庭支持系统和社会支持系统，有了支持系统，我们才能心安。只有心安，我们的生命力才能提升，随着生命力的提升，我们才能构建智慧、有爱的成功心智模式。无论是在原生家庭、现代家庭，还是在社会关系里，我们都要打开沟通的渠道。如果可以和心理专业人员进行沟通，我们就能更容易看到是什么原因导致我们的身心不能释放。

所有的问题，都需要从面对开始，回避解决不了问题。医务人员从事着一份神圣的工作，但也要承认自己只是一个普通人，也会害怕病毒，也会担心被感染。承认自己的脆弱，感觉到自己的情绪，慢慢接受这就是一个事实，然后看向成长的部分，它带给了我们什么？是什么可以让我们承担更多的责任，去做更多有意义的事情？一定是我们面临过更多的问题，解决过更多的问题，我们的每一份成长，都面临某一个危机的发生。没有谜，哪有悟，没有悟，哪有开悟。所以我们终生的发展方向，就是要提高我们的生命能量，让我们拥有更多的智慧和力量，才可以帮助更多的人。

所以，求助，是勇敢者的选择，是智者的选择。因为不能保护好自己的人，是无法保护别人的。从某种意义上来说，这也应该是医务人员的职业伦理。等十年以后，我们回看这段历史的时候，我们内心会为帮助了别人，成长了自己而感动。当我们日后再面对一些困境的时候，我们呈现出平静、稳重、成熟，再去和年轻的医生、护士们分享，让他们知道生死，知道珍惜生命，知道如何提高自己的生命能量，什么是更有智慧和爱的心智模式，让他们在经历过重大事件之后，能更好地面对人生。这样，我们就真的是在灵魂层面助人助己。

作者：王建峰

第四节
自我关照，爱自己有方法

我们都知道，在疫区工作的医务人员，每天要接待很多病人，需要消耗很多体力。而病人往往展示的是人类无助脆弱的一面，医务人员也要对此消耗很多的心力。繁重的体力支出加沉重的心力消耗，对医务人员的健康是一个很大的威胁。

医务人员的减压，是一项重要的课题。尤其对于本身生命能量比较弱或者支持系统不够的医务人员，向外求助是一个最好的选择，但有时因为一些现实的因素无法向外求助，比如时间太仓促，或者还没有做好向外求助的准备，这种时候可以先学习一些自我减压的办法，帮助自己调整状态。

自我减压不受时间和地点的限制，可以利用碎片化时间随时随地进行，在短时间里快速帮助我们修复体力、脑力和心力。

自我减压第一招：自我放松

尽量找一个相对安全和安静的环境，坐着躺着都可以，如果是坐着就让双脚同时落地，感觉到脚踩地面就好，眼镜或者手表等饰物可以先取下来，然后找一个自己感觉最舒服的姿势，闭上眼睛，就可以开始了。

做几个深呼吸，从肩膀开始放松。吸气的时候，可以加入我们的想象，想象我们把空气中，生命里所需要的所有正能量都吸入我们的身体里，智慧、勇气、爱、勇敢、信任，等等，都吸入我们的身体，一直到我们的小腹隆起，然后停三四秒钟，让吸入的氧气，通过血液循环运送到我们身体的每一个细胞。

呼气的时候，也可以想象我们把身体里所有负面的东西，都通过呼气吐出去，一直到小腹收紧，让身体里更多的气体释放出去。

随着这样的深呼吸，身体里负面的部分会越来越少，身体会越来越放松，也会变得越来越舒服，同时，身体里正向的生命能量会变得越来越多，我们也会更加地放松、更加地舒服……然后，把注意力放在心脏上，静静地感受我们的心跳。

当我们完全安静下来的时候，可以听到自己心跳的声音。保持这一份安静和专注，继续深呼吸，把注意力集中到我们的两个手心，想象我们的手心热起来……然后，倒数5下：5，让自己慢慢地清醒；4，更加地清醒；3，保持那份舒服和放松的感觉；2，活动一下手指，再活动一下脚趾；1，慢慢睁开眼睛，回到当下。

最后，我们可以搓搓手，把双手搓热之后捂一捂眼睛，然后再搓搓手，用搓热的手拍打一下胳膊和腿，让自己更舒服和放松。

抽时间用三五分钟完成这样一个放松动作，我们就可以积累一些生命能量。当早上睁开眼睛的那一刻，我们就在向外释放能量；而闭上眼睛的时候，就是在给自己充电；把注意力全然地放在身体以及身体的感觉上的时候，就是一个增加生命能量的过程。

自我减压第二招：觉察减压

觉察减压也是一种很方便的自我减压方式，无论是刚刚脱下防护服，还是刚拖着疲惫的身体下班，只要抽一段短暂的时间，都可以试一试。

坐着、站着、躺着都可以，先深深地吸一口气，再慢慢地吐出来，看一看自己身边的环境，也感觉一下，此时此刻身体的感受；再一次深吸一口气，慢慢吐出来，此时此刻，身体是一种什么样的感受呢？心里是一种什么样的感受呢？试着用语言把自己的感受描述出来。这样的感受是熟悉的，还是陌生的？你愿意待在这样的感受里吗？如果很疲劳，那就在疲劳里待一会儿，接纳这份疲惫不堪的感觉。

长时间没有得到足够的休息，身体就会出现一些对抗反应。人在忙碌的时候，会忘记觉察自己的感受。回想这段时间里忙碌的经历以及感受，你会想到什么呢？头脑中会掠过哪些念头和画面呢？你会想到自己的家人吗？是想到爸爸、妈妈、兄弟姐妹还是爱人、孩子？想到他们，你心里的感受是怎样的呢？这种感受，有没有向他们表达过呢？现在就是一个机会，你可以默默地把对他们的感受说出来，多说两遍，然后体会一下，说出来之后是什么样的感受？眼前有没有出现和家人一起相处的画面呢？看到这个画面心里是什么样的滋味呢？

在念头、感觉、感受之间穿越，不要拒绝任何一种，允许它们存在着，允许自己待在其中，跟自己的感受待在一起，也许这些感受不太好，可能是委屈的，无助的，甚至是愤怒的，都不要试图去排斥它。

从头到脚体会一下身体的感觉。再深深地吸一口气，一直深入腹部，然后慢慢地吐出来。允许自己所有的存在，没有抗拒，没有排斥，也不必拥抱它，只觉察它的存在即可。

抬头看一看你所在的环境，身边或者窗外有绿色的植物吗？或者桌上只有一杯水，或者房间里只有白色的墙或医疗设备，这些会令你想到什么呢？有什么样的感受呢？在这个感受里待一会儿。

想象时光流转，奇迹发生了，10年后的你安然地坐在家里，倚靠在沙发的靠背上，懒洋洋地看着现在的你。慢慢地想象着这个画面，你心里有什么样的感受呢？10年后的你想对现在的你说什么呢？试着说出来。10年后的你看到了现在的你有一些情绪，然后靠近你，抱着你，你有什么感受呢？此时此刻，你在10年后的自己的怀里，踏实、温暖、安心、从未有过的放松，好好休息一下吧。把温暖、踏实的感受带到身体里，深吸一口气，慢慢吐出来。数一二三，数到三的时候，你就会生机勃勃，精力旺盛。一、二、三，深吸一口气，你感觉自己的身体好有力量、踏实、温暖。

闭上眼睛，告诉自己，我已经尽力了，能做的我都做了，我接纳所有的一切，我接纳自己做不到的一切。好好休息一会儿，然后倒数三二一，数到一的时候，睁开眼睛，此时的你，特别有力量。

无论多忙，都要带着觉察，你在最艰难的时刻为人民付出，你付出的一切都在所有人心里，全国人民都会和你一起守望相助，共渡难关。

自我减压第三招：呼吸疗愈

呼吸疗愈是简单又直接的一种方法。生命本身就在一吸一呼之间，有觉知的呼吸就是疗愈。有意识的深度呼吸，可以将内在大量的负面情绪以及淤堵的能量排出体外，从而疗愈和清洁自己的内在。

先找一个安静、舒适、不被人打扰的空间坐下来，双腿分开放松，不要盘腿，后背挺直，给胸腔和腹部留出充分的呼吸空间，保持这个坐姿，用鼻子吸气，嘴吐气，如果暂时做不到或者不习惯，也可以都用鼻子，尽量深吸气、慢呼气就好。

慢慢地呼吸，吸气的时候，感觉你的整个胸腔、腹部在向外扩张；

呼气的时候，整个人都在往下放松。慢慢地，放松你的脖颈，放松你的肩膀，放松你的手臂，放松你的手指，放松你的腰，放松你的大腿、膝盖、小腿。每一次吸气，都会给你带来更多的平静，每一次呼气，都会为你带来更多的放松。

就这样慢慢地呼吸，如果感觉身体哪个部位还有一些紧绷，就把意识和呼吸都聚焦到那里，随着呼吸让全身所有的部位都放松下来，把自己完完全全地交托在当下。

把注意力继续放在呼吸上。吸气的时候，想象着将氧气和能量慢慢地吸入身体，传递到身体的每一个部位；呼气的时候，想象着将体内的疲倦和压力统统排出体外。呼吸一次比一次深，每一次都可以比上一次吸入更多的氧气和能量，每一次呼气都会让自己更加放松。

随着呼吸，你的整个身体都松了下来。此刻，你感受到内在的寂静与祥和，自己能够深入内在的情绪空间。继续慢慢地呼吸，更加深入进入自己的内在，更深入地沉静下来。

在前一刻，你感受到的是紧张、焦虑、沮丧、沉闷，还是开心、喜悦、幸福……无论你感受到什么情绪，在此刻让这些感受都回归中心，沉静下来。

现在，请你想象自己正在变成一个透明的玻璃杯，你的前面、后面、上面、下面、中间，以及内在都是明亮清透的。此刻你变成了一个透明、清空的玻璃杯。

完全接受自己变成了一个透明玻璃杯的感受。是的，很放松，很清透，你所有紧紧抓着的情绪和感觉，全在这个玻璃杯里变成了透明状。

这时候的你，就像是一个旁观者，看到自己完全成了一个透明的玻璃杯，那些让你觉得舒服的、不舒服的所有情绪都变成了透明的，它们就像空气一样，看不见、摸不着、闻不到。

看着变成了透明玻璃杯的自己，慢慢地呼吸。感受此刻的自己，轻盈、静谧、清透，之前储存在你体内的那些负面情绪都消失不见了。

现在，还记得之前你身体的紧绷感吗？还记得你身上肌肉的收缩感吗？还记得你纠结在一起的肠胃吗？还记得那些压力、焦虑、匮乏吗？在此时此刻，它们全都消失不见了。

想一想，是谁带给我们那些贴着各种情绪标签的感受呢？是谁把那些感觉和事件放在我们的心中呢？是谁让我们觉得日子难熬呢？

也许那些人或事发生在 10 年前，也许发生在 20 年前，甚至更久远，但它绝不是发生在当下，更不是发生在未来。我们只是生活在我们创造或者投射出来的幻想中，这一切都不是真实的，只是一个个被不断虚构的幻想，是一个个被不断重复播放的记忆，我们现在要做的，是看清它，看穿它，面对它。

如果你能在此刻感受到平静、安全、祥和，那为什么之前你要害怕、难过和悲伤呢？现实并没有什么不同，只是你的内在投射出幻想，让你进入那一个场景里，并感受幻想场景里的能量。如果可以选择，你希望自己停留在哪些情绪和感受里呢？

现在，请你从旁观者的角度，轻轻移动这个玻璃杯，看看所有被我们所创造出来的情绪和感受，哪些是真的，哪些是假的。这些情绪和感受变得越来越真实，你就会变得越来越坚定。当你看穿了这些梦幻泡影，你就能够创造你内在与外在的真实，去翻转和改变你的世界。

再想想，在你的内心里，你向往的真实世界是什么样子的呢？去想象那个画面。继续慢慢地呼吸，体验这一刻内在的感觉，内在的力量和宁静。当你能找回内在的真实，就能够面对内心的恐惧。现在的你确信，内在的恐惧力量是自己创化的，只是一个被你创化出来的梦幻泡影。

你是自己生命的唯一主宰，你内在的任何一种感受、情绪和力量，都需要经过你的允许，你也可以收回你对它们的给予，并且知道每一种力量，每一种情绪背后的真相。当你能够真实地看见它，理解它的力量正是你所给予的时候，你就明白既然你能够给予，你就可以去改变它、超越它，然后让自己回到内在平静祥和之中。

慢慢地吸气，将气息带到丹田的位置，慢慢地呼气，持续放松全身，让自己感受到完全处在内在的平静祥和之中，完全处在内在真实之中。此刻你觉得很踏实、很平静、很美好、很安全。

再做几个深呼吸，每一次呼吸都会让你更清晰地看见这些虚幻，看到内在所有的真实和安全。

现在，深深地吸气，深深地呼气，再次感受自己的呼吸，感受自己的身体。

接下来，请你动动你的手指，感受一下你身体真实的知觉；动动你的脚趾，活动一下你的身体；叫一下你自己的名字，让自己完完全全地回到当下。

你越多地做这个练习，你越拥有稳定的力量，将梦幻泡影和内在的安全、真实分离开，让自己可以越来越坚定、越来越快速地在每次负面情绪到来的时刻，回到自己内在的真实与平静祥和之中。

如果你想疗愈自己内在的恐惧，活出安全感，活出内在的稳定，活出内在的力量，与内在的焦虑和恐惧和解，我建议你连续做 21 天这样的练习，不断地去释放、去超越。

不仅仅是医务人员，这个练习适用于所有生命中曾经历过重大创伤事件的人，也适用于在生活中经常感到担忧、焦虑、习惯性负面思考或者有死亡恐惧的人。

最后，希望这些减压的方式，可以帮助我们的医务人员顺利渡过难关，有更大的信心战胜病毒，拥有自由、愉悦的生命。

作者：王建峰、王占新、李军

第四章

危机之下，没有人能置身事外

第一节
新时代最可爱的人

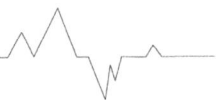

2020 年的春节，电视里和往年一样，充满庆祝新年的欢声笑语，但屏幕前的人们却没有多少心情来欣赏这场盛世繁荣。武汉出现了原因不明的肺炎，病例从个位到十位，到百位，到千位，到万位，不断地增加。朋友圈里被"援鄂"行动刷屏：支援武汉的军令状、鲜红的手印、大年三十准备的物资、大年初一整装待发的队伍。"召之即来，来之能战，战之能胜"，这不是一句简单的口号，而是要靠千百万医务人员用行动来兑现的郑重承诺。

因为工作关系，我们结识了许多医务人员。对他们了解得越深，便越感受到他们的艰辛，越感动于他们的付出，他们真是新时代最可爱的一群人。

一、恐惧时，他们抱团取暖

春节期间，我们突然接到一名护士朋友的求助信息，她不幸感染了新冠病毒，在家隔离，没有任何治疗措施，她向我们诉说着自己的无助和绝望。

一个人走在漆黑的小路上容易被恐惧支配，无所适从。那如果是一群人呢？我们首先想到了微信群，大家手挽手一起走，互相取暖，不再害怕。这就是团结的力量和意义。

我的工作性质让我可以联系到全国各地的医务人员，我的手机里储存了大约 5000 名医务人员的微信。在于梅老师的指导下，我建立了第一个医务人员交流群。第一个群很快就满员了，于是二群、三群也接着建立起来。我知道，这是在为他们搭建一个临时的家，一个临时的港湾，让他们可以在这里说说话，聊聊天，倾诉自己的心情，释放自己的压力。

"请问群内的老师，谁有穿脱防护服的视频？""请问老师们，谁有发热门诊的接诊流程和环境布置流程？"当这样的问题在群内出现时，大家会互相帮助，共享资源。这让我有个想法冒了出来：能不能将这些问题和答案整理成一本《问答手册》，这样有人需要的时候就可以直接查找，不用费时费力地在群里查看聊天记录。

说干就干，我和于梅老师商量后，组建了抗疫互助手册整理小组，将群内医务人员提出的问题进行汇总。目前手册主要有自身防护篇、工作技巧篇、消毒措施篇、服务沟通篇、心理疏导篇、附件、参考资料等部分，一共收录 298 条涉及个人和组织，关于生活、工作、心理等领域的知识问答，后续内容还在不断地进行补充和更新。

二、想家时，他们鸿雁传书

露从今夜白，月是故乡明。每当下班后回到房间，躺在异乡的床上，哪位医务人员的思乡之情，不会从心底倾泻而出呢？虽然工作环境比较陌生，有的饭菜不合胃口，每天的行程很单一，还有面对生死的胆战心惊，诚惶诚恐，但他们在接通来自家人的电话和视频时，都会不约而同地说着同一句话：我在这里挺好的，请家人放心。

大家还记得那个满脸面罩压痕的姑娘吗？她必须刻意梳妆打扮，

抹上许久不用的口红，画上淡淡的妆容，还得把美颜打开，才敢接通妈妈发过来的视频。他们把温暖的笑容展示给家人，然后挂断视频，把无尽的思念藏在心底，默默坚守在岗位上。

为了帮助医务人员排解思乡之情，我想到了"鸿雁传书"。医务人员可以通过给家人写信，表达出他们的情感，而且见字如面，他们的家人也会因看到他们的文字而感到温暖。于是我们组织了一场"最美家书"的活动，呼吁一线的医务人员给家人写一封信。这个活动得到了大家的一致称赞，纷纷拿起手机写了起来。

有人写给自己的未婚妻，有人写给自己的丈夫，有人写给自己的孩子，还有很多人写给自己的妈妈……

"我们的城市生病了，但我们一定会治好它的，等女儿凯旋的时候，一定会陪您补一顿团圆饭。"

"大宝，二宝，作为医务人员的孩子，你们要早点学会坚强独立！"

"离开妈妈的42天，宝贝已经长成了自强独立的小大人，那天你说不愿意和妈妈视频，不想看妈妈，妈妈心里很难过，但这不能怪你，等妈妈回去了一定好好陪你玩。"

"我好想飞回去，牵着你的手，步入婚姻的殿堂。"

"再大的阴霾也挡不住春天的脚步，在不远的前方，等待我们的，必定是春暖花开！"

…………

在大家的积极参与下，我们一共收到176封家书，通过心理专委会爱玲老师的帮助，完成了90多封家书的音频制作，让家人们不仅能看到文字，还能听到他们熟悉的声音。

三、无助时，他们学习自救

面对这次的新冠肺炎疫情，大家都没有经验。病房陆续满员，接着开始加床，医务人员的工作量骤增。更糟糕的是，防护服、口罩、手套、酒精等库存很快就见了底，很多医务人员也出现了被感染的情况，其他医务人员在明知可能会被感染的情况下，还得继续往前冲。随时都有人被感染，随时都有人死亡，生命的脆弱与渺小一览无余地展现在他们的眼前。可是，他们往往还来不及伤心，来不及恐惧，就得马上投入下一场抢救当中。身体的疲惫，心理的压力，长期困扰着医务人员。

一名支援武汉的护士说，虽然去武汉之前预想过种种情景，但真的到达现场后，还是非常震惊。上班的时候还好一些，下班后回到隔离酒店，脑子里就会不由自主地胡思乱想，无所事事，却又什么都不想做；身体需要休息，脑子却不停地运转；无法调整好心态，睡眠质量很差。

一位呼吸科的医务人员说，自己内心有间断性崩溃发作，但又必须克制，自己的职业素养要求自己不能慌乱，害怕自己会生病，也害怕同事们会生病，压力特别大。

我们判断很多医务人员是出现了心理应激反应，在心理专委会的帮助下，我们召集了多名心理咨询师和心理医生，建立了疫情下心理支援平台，累计提供一对一心理支援 57 人次。但这只是少数人，还有更多无法获得帮助的医务人员该怎么办？我想到了开讲座的办法，请心理专家通过公益讲座的形式来给医务人员上课。

公益讲座收到了很好的效果，医务人员积极自救，累计有 41716 人次参与。我们相信，每一次参与都是一位医务人员身心的在线疗愈，让他们的心灵能够趋于平静，重拾对工作和生活的信心。

四、压力中，他们突破自己

疫情期间，医务人员的工作压力是很大的，但有一部分人会把压力转换成动力，对工作更加精益求精。看到这些医务人员的工作与学习精神，我忽然有个想法，新冠病人的护理在科研上是一片空白，而现在有很多护理人员接触新冠病人，只要愿意思考和总结，相关论文应该很容易发表。我把这个想法分享到群里，大家一致认同，并想尝试做"第一个吃螃蟹的人"。

那些有开拓精神的科研护士立刻行动了起来，关注典型案例，收集临床病历数据，查资料，读文献，写论文。很感动，也很欣慰，他们的付出迎来了回报。在于梅老师的帮助下，新冠肺炎护理专项研究，通过初审 109 项，又在专家们的帮助下，通过一对一辅导，拿到了 39 项得到基金赞助的新冠课题。以下是部分立项课题名称：

"突发公共卫生事件心理支持平台的设计与应用"

"一线护士应对突发公共卫生事件的照护体验：质性研究"

"突发公共卫生事件背景下实习护士心理韧性对工作压力和职业获益感的中介效应分析"

"突发公共卫生事件中精神科护士心理状况及应付方式调查分析"

"应对新发呼吸道传染病护士标准化职业防护管理方案的构建"

"基于冰山模型的突发公共卫生事件救治护士能力素质框架构建"

"突发公共卫生事件应急体系培训研究"

"急性呼吸道疾病暴发时一线医务人员心理状况调查及干预研究"

"公共卫生事件下大众孤独、焦虑、抑郁感现状及影响因素分析"

"新型冠状病毒肺炎集中隔离医学观察点防控管理与健康教育模

式探讨"

　　所有这些研究成果，都将会给抗击疫情的大部队带来正确的方向，大大提高抗疫部队的战斗力。

　　如今，援鄂行动早已结束，新冠肺炎疫情得到了很好的控制。但是，那段刻骨铭心的经历，每一位医务人员都不会忘记。这份经历，将会在他们今后的人生中，化为爱，化为勇敢，冲破每一个凛冽的寒冬，拥抱生命的春天。

作者：李洁、包丽玲

第二节
倾听患者的心声

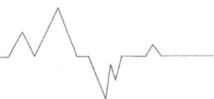

全世界都在根据新冠病毒感染者的人数关注着疫情的发展。一组组冷冰冰的数字，左右着所有人的情绪。没有感染的人内心满是担忧、紧张、焦虑、恐惧等负面情绪，而已经感染的人，他们的情绪又是怎样的呢？一定是更加恐慌、焦虑、失望和无助的。这些负面情绪交织在一起，如果得不到及时的疏导和转化，就会破坏自身免疫系统，使生命能量降低，影响感染者的治疗效果，更加不利于恢复健康。

在这种状况下，面对已经感染的患者，心理咨询师能够做些什么？用什么方法才能快速有效地帮到他们呢？

一、中国化实战心理学艺术是抵抗新冠的有力武器

中国化实战心理学艺术是心理学者二十年来不断研究和探索、整合和创新出来的心理学实战方法，针对由负面情绪所引起的各种重大疾病，通过现象找到其动力根源以及解决之道。在此研究、探索过程中，发现人类生命能量转化的快速、简单、有效的方法，也就是我们实战心理学

的两大核心技术：系统排列和心灵对话。

我们运用这两大技术，可以在极短的时间内，十几分钟甚至几分钟就帮助来访者释放、缓解由恐慌和焦虑等情绪，快速恢复来访者内在的精神力和免疫力，重启生命力和健康力。

我们有信心、有实力为来访者的身心健康保驾护航。在这次疫情中，从2020年1月到2月，我们共提供线上咨询53人次，53位来访者给我们的反馈都是"效果很好"。他们是这样说的："多亏有你们在，否则我们真的坚持不下去了，我可能不能活下来！"听着他们含泪述说的每句话，我们觉得作为心理咨询师，所有的付出都是非常值得的！

二、精选案例

案例一

只要你相信，就能重启你的生命力

来访者：男，41岁，武汉新冠肺炎疫情一线工作人员，在医院跟病人接触过程中染上疾病，刚开始咳嗽、发烧、胸闷；情绪一直不稳定，焦虑、恐慌，没有精神，怕死。因为家人也被感染，医院又没有病床，家人只能在家隔离，所以他很惦记家人。他住院用药、打针以后反应很大，吃不下饭，睡眠也不好，但能自理。每当看见有病重、病危、去世的人，他就浑身发软无力，觉得特别害怕，于是通过热线寻求帮助。

接通电话后，他有气无力地跟我说："刘老师，你能不能救救我？我现在真的不行了，家里的父母和妹妹都染上了肺炎，他们没有床位，都在家隔离治疗，我要是死了，他们可怎么办？你能不能救救我们一家人？"

我镇静地说："帅哥，你大点声跟我说话。"

他语气微弱地说："我没有力气了，全身发软，我真的不行了，我要死了。"

我安慰他："帅哥，请你告诉我，你现在能不能照顾自己的日常生活？"

"这些我都没问题。"

我再次坚定地说："请你相信我，通过药物治疗，再通过我的心理咨询一定能唤醒你的生命力，重启你的精神力和免疫力，你一定能好！现在你的病不严重，是你的情绪压力影响了你的生命力，我们可以提升你的免疫力，请你相信我！"

停了几秒钟，我继续说："现在，你做好准备了吗？"

"我相信你刘老师，我准备好了。"

"请你告诉我，你是躺着舒服还是坐着舒服？"

"我现在就躺着呢，一点力气也没有。"

"好，请你告诉我，现在你内心最想表达什么？"

"刘老师，我真的被吓坏了。"

"好，现在我就重启你的生命力，唤醒免疫力，让你健康出院！"

他像是看到了希望，马上说："刘老师，我是在一线被感染才住院的，我非常能干，我要真能出院还要上一线去。我那些同志们还在没日没夜地拼命工作着，我也着急，我不能当逃兵，但是我啥时候能好啊？现在一点劲儿也没有，打针吃药反应又很大。"

我告诉他："我真的为你的精神所感动，武汉需要你，国家需要你！你一点问题都没有，你该吃药吃药，该打针打针，要听医生护士的话。我们负责给你释放和转化你的情绪压力，让你越来越健康，早点回到工作岗位上，好吧？”

“太好了！”他说话有点儿力气了。

“实战心理学艺术是实战心理学和医学的结合，通过对各种重大疾病、疑难杂症的研究和探索，有了重大突破。它对人的身心健康、情绪释放、心灵成长等都产生了深远影响。请你相信我，我一定能重启你的生命力！现在，请把你的恐惧表达出来。”

“我想哭，我太压抑了。”

“你带着力量哭出来，承认自己无能为力。张开嘴深呼吸，让眼泪流出来，静静地陪伴自己，允许自己无能为力。”我一次次在电话里让他面对、释放和转化因对疾病、死亡的恐惧所带来的压力、疲惫、无力的情绪。

经过不断地释放和转化，他的内在慢慢有一股生命的能量升起来了，然后跟我说：“刘老师，真的好多了。我好像内在有一点力量了。”

“别着急，慢慢来，现在你要有一点力量就靠着枕头坐起来，咱俩再聊？”我继续说，“好，现在你内在还想表达什么？”

“老师，真的好多了，我对疾病、死亡不太害怕了，但我心里还是有很多纠结。现在我惦记父母和妹妹，他们也得病了，因为没有病床，在家隔离呢，你能不能帮帮他们呢？”

“别着急，先让你自己好起来。”

“之前我真是被这次疫情给吓坏了，现在觉得有力量了。”

“因为你的负面情绪被释放了，你的正能量升起来了，精神也立起来了，就这么简单。正因为你恐惧死亡，现在才知道珍惜生命，我们要从现在开始勇敢地面对死亡，敬畏生命，好好地活着，才能去照顾好父母和家人！”

“刘老师，你一句话惊醒了梦中人！真的，我担心他们，他们也担心我，越担心越害怕越纠结。我现在顿悟了，我要好好活着，要让自己的精神立起来，我活好了才能照顾好他们！"

他越说越有力量，声音都大起来了："刘老师，我真的轻松多了，有些精神了，真神奇！"

"很棒，为你点赞，你突破了自己的情绪卡点。你把情绪用眼泪释放了出来，在你积极乐观心态的影响下，你的父母、妹妹也会好起来的。请记住，当人的精神立起来时，疾病就已经被战胜一半了！"

"刘老师，我明白了，我一定能好起来，你放心，我真的能好，我有劲儿了，我有力量了，我心里舒服了！"

"好，现在请你站起来感受一下全身，你看哪里不舒服，我继续为你服务。"

"刘老师，真好多了，全身有力量了。"

"好，那我们今天就咨询到这里，以后有需要请你联系我，再见！"

以上是我 1 月 28 日接待来访者的整个咨询过程，花费一个多小时。

第二天，他给我发了一个消息：刘老师，非常感谢您，是您重启了我的生命力。从咨询结束到今天，我对死亡和疾病不再恐惧了。我也把跟您通话的整个过程原原本本告诉给我的父母亲和妹妹。我也要让他们的精神立起来。请您不用担心我，也请我的家人不用担心我，我们一起加油。只要精神不倒，疾病就不会把我们打倒。我昨天睡了一大觉，这是感染以来睡得最踏实、最安稳、最舒服的一觉，起来以后像正常人一样。病友都说我变化大，像打了鸡血似的。刚进来的时候一点精神头都没有，现在怎么一下就好了？我跟病友们说，我做了一次心理咨询，释放了我的情绪压力。其实咱们的病没那么重，是咱们自己的焦虑和恐惧，把咱们吓坏了，吓得无能为力了，所以才破坏了自己的精神力和免疫力，咱们的病才越来越严重。现在我的生命力都能影响病友了，我也让他们加油。

隔了几天，他又给我发来好消息：刘老师，我好多了，再观察几天我就可以出院了。我父母、妹妹经过我的鼓励，他们也越来越好了。刘老师，我已经把你的电话号码告诉病友，以及身边的亲朋好友，跟他们说，如果有需要，请第一时间给刘老师打电话，她会帮助我们，通过医护人员打针吃药，再通过刘老师的情绪释放，我们真的会好起来，我相信中国实战心理学艺术！

我真心为他加油，为他点赞，也为自己的团队骄傲。这次疫情，虽然我们不在第一线，但也真正能为国家出点力！

案例二

请相信我，只要有我在，你就能好起来

来访者自述：2020 年的春节对我来说就是一场噩梦！新冠肺炎疫情像下山猛虎吞噬着人们的生命。在重大灾难面前，人类显得那么脆弱。看着身边的人一个个被感染，许多鲜活的生命就那么轻易地消失了，我害怕极了！

2 月 5 日，我突然感觉嗓子有点儿干、疼，第二天开始发烧、两臂酸胀、全身乏力。心突然一下子揪了起来，感觉肩上压了很重的一座大山，我知道自己没能幸免。整夜未眠，心里开始发慌，怕极了，感觉世界末日要到了。接下来的两天我不停地测体温，以自己累了、困了为由悄悄把自己和女儿隔离开。第三天，体温升至 38℃，我的精神彻底崩溃了。如果我感染了，老公和女儿肯定不能幸免，这该怎么办啊？我才 39 岁，以后的路还长着呢，我不想死啊！我赶紧告诉老公，老公知道后也感到特别害怕。如果我们有个好歹，女儿怎么办？

这时一位也感染了新冠的朋友跟我说，他通过实战心理学艺术的心理疗愈，身体已经彻底康复了，帮助他的是桂玲心灵成长工作室的刘桂玲老师，并且马上将电话给了我。我好像在黑暗里捕捉到一丝光芒，看到了生命的一线生机，赶紧打通了热线电话。

刘老师为我做了 1 个小时的远程心灵对话，我的心情开始平复下来，身体也开始明显好转，各种症状逐渐减轻，体温也恢复正常了。刘老师帮我重启了生命力、健康力，我一下子有了新能量，增强了战胜疾病的信心。我感觉自己的病快好了，不再有恐惧和担心，心中升起了无限力量。我好像来到了一片绿油油的青草地上，心里充满了希望和生机。

是实战心理学艺术创造了我生命的奇迹，面对重大灾难让我的精神立了起来，把我从生死边缘拉了回来，及时挽救了我的家庭。现在我心里充满了阳光，决心用这种神奇的方法疗愈我的家人，帮助周围的人，让他们早日战胜病魔，为抗击疫情做贡献。

案例三

通过释放情绪重启生命

这是内蒙古的一位老师做的公益咨询案例，来访者是一位因发烧被隔离的北京公务员。

他高烧了一个星期，感觉快撑不下去了。我的学员运用实战心理学的法宝之一——心灵对话，让他所有恐惧、压力和无力的情绪得到了释放。

没有了对死亡的恐惧，对生命的希望就燃起来了。之前很多天，他不敢看手机，不敢看网上关于疫情的新闻，更不能听到别人提起疫情，马上要崩溃了。给他做完咨询的第二天，他就敢用手机上网看关于疫情的新闻了。

每次听到全国各地传来咨询成功的消息，成功帮助了一个又一个在死亡线上挣扎的人，创造一个又一个起死回生的奇迹时，我就觉得这二十年来所有的辛苦没白费，能为国家做点事儿，我很自豪。

三、心理实战方法总结

面对疫情带来的各种心理问题，无论来访者情况怎样，我们都有解决办法。作为实战心理学的咨询师都会用这种快速、简单、有效的方法，解决当下咨询者的情绪问题。我们是如何解决问题的呢？因为人的身心疾病大部分都是来自情绪动力。有来源于成长中的情绪动力，有来源于家族的情绪动力，有来源于遗传基因的情绪动力，这些情绪都会影响当下的生活，产生一些不好的现象。

经验总结

第一，我们运用实战心理学艺术——系统排列和心灵对话，为来访者解决当下的问题，释放和转化来访者当下的情绪动力，因为心病不除、身病不去。所以关注来访者内在的心灵成长，让其内在的生命流动起来，外在的生命才能精气神充足。有些生命不是身体有问题，而是内在的心被恐惧和焦虑所投射，内在气机紊乱，身心没有秩序，所以人们才会无能为力。内在的免疫力和精神力被破坏了，所以需要唤醒人们的生命力、精神力、健康力，提升人们的生命能量。

第二，人的内在是有无限潜能的，当人们内在的负面情绪释放和转化了，正能量自然就升起来，获得一种"轻舟已过万重山"的感觉。

第三，承认当下情绪给我们带来的成长和价值。情绪也是一种生命力，我们要静静地陪伴它，把情绪表达出来，不要压抑情绪。要勇敢地面对、释放和转化情绪，再重启生命力。

第四，真正让来访者的情绪释放并获得情感满足，他的正能量升起来，负能量被转化掉的时候，我们静静地陪伴就好了。简单、直接、见效快！

俗话说狭路相逢勇者胜，面对病毒肆虐，面对死亡恐惧，唯有鼓起勇气，才是制胜的法宝，这也是我们总结出来的几点用实战心理学重启生命力的方法，与大家同勉！

作者：刘桂玲

第三节
"幸存者危机"

幸存者也需要心理援助

随着社会发展，交通意外、自然灾害、突发公共卫生事件等灾难性事件的发生率逐年上升。灾难后，人们会出现不同程度的急性心理应激障碍，在这样的现实情况下，重大事件下心理干预的重要性已经得到广泛认识。

据统计，受新冠病毒影响，全球增加了 7000 万抑郁症患者，9000 万焦虑症患者，疫情给全球人们的心理健康带来了重大影响。因为疫情隔离在家，缺少同伴交流，缺乏户外活动，全国有超过 1/5 的孩子抑郁失眠，发病率明显高于新冠肺炎疫情暴发之前。

另有研究表明，8% 的男性和 20% 的女性会因疫情引发的强烈无助感、恐惧感和厌恶感等严重异常的精神反应，而持续发展成延迟性心因性反应，也称创伤后遗症（PTSD，主要原因是生活中的创伤事件，如性侵犯或身体攻击、亲人死亡、事故、战争或自然灾害，应急人员和救援人员也可能会患上）。其中大约有 30% 的个体会表现出持续整个后半生的慢性症状。

《身体不会忘记》这本书中提出，绝大多数的灾难幸存者、搜救者及照顾者都会经历压力。这些压力一般会持续数天到数周，会对当事人未来生活质量造成影响。因此，此类人群也需要得到相应的照顾与帮助，以减轻负性心理所造成的危险，让他们尽快从灾难压力中复原。

我们不知道的幸存者伤痛

重大事件如地震、瘟疫或其他特殊事件会对社会人群造成广泛持久的心理影响，其中的幸存者需要特别关注。即使幸存者与失去生命的人并不是亲属关系，但后者对其影响往往会波及整个人生。其中有共性，也有个性，需要对他们投入特别的关注。

经历灾难后的人们往往除了有幸运感以外，更多还会出现心理疾病的可能性。他们的灾难经历会因为个体和社会的不同反应，而不断被刺激，出现以下影响：

1. 经历灾难后人们的情绪首先出现震惊，觉得不可思议，不能接受，产生"为什么是我"的抗拒情绪。随之而来的是恐惧、悲伤、生气。当面对身边人离世等事件时，有些助人者也可能产生无力感、无助感。这些情绪的困扰可能让当事人丧失快乐的感受力及爱的能力。

2. 经历灾难后的人们会产生记忆闪回，虽然事情已过去很久，但脑子里却仍时时经历创伤时刻，越是控制不要去想，越是停不下来。他们会出现无法集中精力、记忆力丧失、陷入深深的自责等状况，认知方面也会受到影响。

3. 这些情绪和认知方面的影响也会在身体上反映出来，他们会觉得疲倦或是失眠，身体会紧张甚至出现不明原因的疼痛。有的人会用暴饮暴食来掩示内心感受，也有的人会因此而食不下咽。

4. 在社交方面，可能出现无法信任周围环境、无法与亲人相处、失去对环境的掌控能力、被拒绝、被放弃、退缩等问题。

幸存者遭受的巨大创伤，有的可能一段时间以后才有显性表现，但他们内心的煎熬却一直都在。因此，心理工作者需要给予他们理解与支持，才能帮助他们走出幸存者危机，重建心灵家园。

我们看到的幸存者危机

综上所述，长期遭受心理创伤又没有及时接受干预和治疗的幸存者，可能因心理行为失衡，出现重度抑郁、焦虑症、有自杀想法或行为等。更重要的是，这种心理伤害不仅对个人产生持久影响，还会波及其人际关系和社会功能，甚至对其后代也产生不同程度的影响。

有一位来访者，他是 1976 年唐山地震的幸存者，当时年幼的他目睹了同村的亲戚朋友不幸丧生的过程。虽然之后他个人的求学、成长以及婚姻、工作都比较顺利，可他却并没有因此而觉得自己是个幸运的人。他给我们反馈说自己经常有负罪感，时常会想，自己当时是不是出一下手，就可以救一个人？他也抑制不住地认为自己活着对不起死去的家人，因此时不时会产生轻生的念头，在通过专业的心理咨询疗愈辅导以后，情况才有所转变。他慢慢增加了对自己的认可，精神上放下了自责和自罪感，放下了几十年的思想包袱，迎来了新的人生。

还有一位女性来访者，她经历过 20 世纪 60 年代的三年困难时期，目睹了同村人被饿死的情形。后来这位来访者有一个让别人不太理解的行为：每次在外用餐都点很多菜。她也知道自己这样做会造成浪费，但却控制不了自己的行为。她的内心总是害怕自己吃不饱，也害怕别人吃不饱。她还会储存很多食物，虽然这些食物直至发霉都吃不完，但她一定需要有这样的储备。这也是一种"幸存者"的心理障碍。

在某地疫情严重的时候，某大学有一个班级全班被隔离，班主任和部分同学因为被感染又没有得到有效救治而去世。同班有一个女学生历经艰难，终于在解除隔离后回到了老家，可是她却在网上发布了一张湖泊的图片之后，就去自杀了。这个案例呈现出来的心理动力就是典型的"生存者罪恶感"。旁人认为她的家庭条件好，父母都是高知，对她又很疼爱，而且最难过的日子也都熬过来了，应该庆幸，更应该珍惜美好的生活才对，但她却偏偏做了别人想不到的选择。这个悲剧发生过后，父母才回忆起忽略了孩子曾经流露出的不想独存的念头。

表面的完好难掩内在的破碎

在遭遇重大灾难事件后发生的严重心理障碍，如果不能通过有效的渠道进行心理疏导，产生的后果往往不易被人理解。通常，在一些灾害发生初期，大多数个体会产生一些心理与行为反应，如恐惧、悲伤、焦虑等负面情绪，以及一些不良躯体症状，如疲倦、失眠、发抖、做噩梦、心跳加快等。对于当事人来说这些反应都是正常的，我们不必排斥和否认。从进化心理学的角度来看，这些负面情绪在短期内具有积极意义，适度的恐惧和焦虑可以提高人们对问题的重视，从而积极面对和处理问题。但是过度和持续的焦虑、抑郁和应激反应就应该引起重视。最新研究表明，新冠肺炎疫情暴发期间长时间的独处和封闭，也可能造成长期的应激反应以及抑郁和焦虑等心理问题。

大规模集体性的应激处境，对人们的心理产生强烈冲击。人们的神经系统遭受强烈刺激，形成混乱无序和高度的惊慌失措和无助感，这种感觉甚至会影响到幸存者的下一代。有调查研究发现，印第安原住民的居住地是美国青年自杀率最高的地方。为什么？熟悉美国历史的人都知道，美国在扩张期与印第安人之间有过残酷的战争，大量的印第安人被屠杀。所以他们的祖先有被屠杀的烙印，而这些烙印会通过幸存者流传下来，在他们的后代身上体现出来。

美国 9·11 事件之后，有研究者对当时很多孕妇进行了一项研究，发现 9·11 以后有很多孕妇出现了 PTSD 的症状，就是创伤后应激障碍，研究者分别对有 PTSD 症状的孕妇和没有 PTSD 症状的孕妇及胎儿进行了基因对比，发现有 16 种基因表达不一样。也就是说，当母体产生了 PTSD 症状以后，虽然孩子只是在妈妈体内经历了 9·11，他们自己并没有亲身经历过，但是这些孩子和其他正常孩子有 16 种基因表达不同。研究者也发现这些孩子的皮质醇水平都很低，皮质醇在操纵情绪和健康方面具有特别重要的功效。皮质醇水平低带来的后果是什么呢？就是外界同等程度的痛苦，在这些孩子身上会被放大、加剧。

必须重视的幸存者的心理健康

根据世界卫生组织调查，灾害事件发生后，20%～40% 的受灾人群会出现轻度的心理失调，30%～50% 的人会出现中度至重度的心理失调，而在灾害一年之内 20% 的人可能出现严重的心理疾病。

通过上述内容，我们看到幸存者在危机情境下可能出现的心理危机。因此，他们的心理危机干预也越来越受到重视。一般心理危机干预，是在紧急筹备阶段就启动重大灾难心理危机干预预案，并适时开展团体心理辅导和个体危机干预。现在更增加了对于幸存者、灾害救援人员进行心理疏导，集体减压等心理援助。视情况需要，还要对其思维和信念以及在认知中包含的态度等进行矫正。

在这两年的全民抗疫中，中国生命关怀协会心理健康专委会开展过多次团体心理辅导和严重个案心理辅导，以传播心理应激反应处理、心理健康常识、心理治疗常识等相关心理知识。

在进行公益心理援助的过程中，我们发现对家庭给予支持的重要性。最初，我们设立了专家组的心理热线，这些心理热线的服务开展到了疫情中心区。但对于在疫区人群中产生的大量心理问题，怎样做才更有效地帮助更多的人进行心理康复呢？这引起了我们的思考。

我们成立了由专业心理学工作者组成的近 20 个陪护小组，进行了为期 100 天的线上支持，除了支持被感染者和父母均在一线抗疫的家庭，还对因疫情在家的特殊儿童家庭进行心理陪护和人文关怀，让这些家庭在隔离中、隔离后都能获得较为充分的心理支援。

我们发现，系统支持尤为重要，不止支持一个人，更是支持一个系统；支持不是一时，而是一个过程——尤其是对家庭的支持。

许多家庭教育心理学专家学者通过讲座，把心理健康问题变成家长和孩子改善亲子关系的抓手，让居家隔离的时间成为学习的良机；建立了健康向上的心理环境，让心理健康问题在萌芽中即被看到，让整个家庭参与解决问题。我们从对一个人的关心到对一个家庭环境的整体关心，从心理的支持发展出家庭支持和社会支持，让每一个经历过灾难的幸存者得到来自系统的帮助和支持，也让他们获得来自家庭的爱和力量，让他们感受到爱与支持，以减轻他们"幸存者危机"下的自责、自罪感，帮助他们面对因灾难而产生的心理应激反应。

纪念仪式的心理疗愈功能

当人们身边出现被感染者或者因此失去生命的人，会对整个群体产生影响。家庭中出现这种情况，则有可能产生代际影响。如何来理解呢？生物学家曾以小白鼠为对象，做过相关压力实验。实验人员让刚出生的小白鼠跟母亲分离，分离以后的小白鼠因为失去安全感，压力剧增而变得非常焦虑。这些焦虑的小白鼠后来再交配时，生出来的小白鼠也会焦虑。这就是代际间的影响，那么我们应该如何应对呢？

应对的方法

首先，我们要判断合适的时机。

重大灾害事件的群体心理应激反应因个体不同，表现出不同的程度和状态，个体心理恢复有不同阶段，其心理影响也表现出相应不同的特征。初期受伤害群体对重大灾害形成的创伤和灾难的感觉、情绪、认知等心理过程的压力增加，这段时间里，生存是第一要务。

从灾后几天到几周内，绝大多数灾难幸存者、搜救者及照顾者都会经历相当大的压力，情绪波动大。他们困惑，犹豫，无法集中注意力，身体疲倦，失眠，紧张，觉得被拒绝、被放弃。严重者会出现避免接触与高度警觉的心理状态。

大部分人在一段时间后可以自己恢复心理平衡和功能，也有人可能出现持续的心理障碍，需要有效的心理救助干预才能恢复。这一阶段是群体心理伤害救助的关键时期。

其次，我们要采取有效的方式。

处在灾难后巨大痛苦中的人需要恢复成就感、自信心，以驱除无助、无望的心情，同时也需要将悲痛、压抑的情绪表达出来。全国哀悼日的设立，就是利用群体方式表达对生命的尊重以及哀悼的情绪，除了表达对死难者的哀思外，让民众有充分的机会宣泄压抑的情感，从而降低抑郁情绪。

建议公司、学校等机构可以在重大灾难事件发生之后，为逝者举办纪念仪式，让关联人群有宣泄情绪的渠道，从而降低幸存者的各种抑郁情绪以及生存罪恶感。

给大家提供一个参考纪念仪式

1. 组织人群围坐于单独空间，可以放上逝者的生活照片，给空间布置一些绿植，准备一些音乐。

2. 组织者先说一下自己的感受：难过，悲痛的心情，以及祝福的话。

3. 同事疏导：

（1）接下来，参与者依次说一下自己此时此刻的心情（每人都说，说不出来的可以不说，留意不说的人情绪可能更憋闷）。

（2）带领大家回忆："每个人是怎么知道这个消息的？当时心情如何？"

（3）有没有跟这个同事关系好的同事有"闪回"的画面（脑袋里

不断地跳出画面）？

（4）有没有听到这个消息后连续睡眠不好？有没有莫名其妙难受？等等。

当别人倾诉时，参与者要有"同在"的表达，并及时给予回应。最后组织者告诉大家，这些反应都是正常现象，是每个人在经历危机事件时的正常反应，一般人可以通过调整而恢复。有些人需要帮助疏导，寻求专业人员的帮助。

为了告别的纪念仪式

1. 放三支酥油暖光蜡烛于遗像前（置于水晶玻璃烛台中），或者放蜡烛灯在案几中间。

2. 每人对他说一句告别的心里话，送一句祝福。

（参考用语：祝福你，尊重你的选择，尊重你的命运，我也会善待自己的生命，多关心身边人，去创造幸福、创造爱！）

3. 组织者诵读下面这段话，然后依次鞠躬送别。

亲爱的×××：

你是我们的一分子，我们在一起生活学习多年，我们永远记得你，永远给你留着位置，会纪念你。我代表公司员工祝福你平安喜乐，也请你祝福同事们，祝福你的家人！

参加过仪式之后，参与者进行了正式告别，情绪得到了表达，心理上会对创伤事件画上一个句号，容易从痛苦、自责等情绪中走出来。一些纪念日的心理健康效用也在此体现出来。

疫情并没有完全结束，各种灾害性事故也仍然有可能出现，我们都是幸存者，我们都应该关注幸存者可能遭遇的心理创伤，希望通过系统的支持帮助幸存者人群尽快走出心理阴霾，恢复心理健康。

作者：刘海峰

第五章

家庭教育，营造和谐的亲子关系

第一节
孩子的问题，可能真不是孩子的问题

在所有关系中，亲子关系一直是我们中国人非常重视的。世界上很难有哪个国家的父母，能做到像中国父母那样，可以为孩子付出自己的所有。他们不只是在孩子成年之前，对他百般呵护，予取予求；而且在孩子成年以后，也几乎包揽所有事务。这种做法其实是带着爱的名义去伤害孩子。尤其是在疫情期间，一家人住在同一个屋檐下，低头不见抬头见，本以为是加强亲子关系的好契机，却没想到加快了亲子关系恶化的速度。如何解决这个问题呢？我们还要回归到家庭教育的本质上去寻求答案。

我国在 2021 年 10 月 23 日通过的《中华人民共和国家庭教育促进法》于 2022 年 1 月 1 日正式开始实施。这使得家庭教育由传统的"家事"上升为重要的"国事"，体现了党和国家对家庭教育的重视，也为家庭教育的有效开展提供了重要的方向和依据。重视并建立良好的亲子关系，是做好家庭教育的重中之重。

一、疫情下的家庭：懂你，让亲子关系更和谐

为人父母无须通过考核，然而家长们的能力差距很

大，大部分家长并不清楚良好的亲子关系应该是什么样的，要如何建立和维护，从而造成很多因亲子冲突而发生的极端事件。

　　家庭是社会的细胞，每个家庭里的事都不是小事，只有家庭关系及亲子关系和谐，才能最终实现我们国家构建和谐社会的目标。帮助有需要的家庭构建良好的亲子关系，是我们心理学从业人员义不容辞的职责所在，也是我们在专业层面上持续提高的目标。

案例一

校园欺凌事件

　　女孩就读四年级，在学校被欺负。父母亲不知道如何处理，就让孩子直接向对方家长投诉，使孩子心灵又再次受到更大的打击。

　　因为疫情不能面谈，咨询师和女孩视频对话，询问她最近发生的事情和心情。女孩说这个同学以前跟她关系很好，但现在不知道为什么突然不喜欢她了，上体育课的时候，故意用脚踩她新买的鞋子，这让她很难过。

　　咨询师问她现在的成绩怎么样，她说是全班倒数第二名。咨询师直接判断出她被欺负的原因：她的成绩下降了，所以老师可能会嫌弃她拖班上的后腿，慢慢地同学就不喜欢她了。她说可能是这样。咨询师再问她为什么成绩突然下降那么多。她说疫情的时候上网课，时间很短，老师打出来的字又很小，看不清楚，根本就学不会。所以上学后就跟不上了。

　　咨询师给家长一个简便的方法：让孩子在家用科学的记忆课程，先把成绩最好的那科补上去。提高信心之后，再从最感兴趣的语文和英语入手，慢慢把其他的科目带动起来。结果很快见效，连她班上的英语课代表都请教她，问她是怎么做到听写和默写都拿高分的。到 2022 年春节后开学，她竞选班干部，顺利当上了文娱委员。

在这个案例中，我们看到，因为疫情"停课不停学"，很多孩子出现学习断层的问题，甚至有很多孩子都不愿意上学了。

因为家长不懂心理学，在没有搞清楚原因的情况下，让孩子脆弱的心灵去面对家长、投诉同学，这种做法是不合适的，很容易造成孩子的心灵创伤。家庭教育立法的作用就是督促家长学习更多教育知识。当孩子出现问题时，家长首先要懂得呵护孩子的心理，先了解孩子的问题的根本原因在哪里，再想办法帮他解决。针对这个孩子，就是给她辅导薄弱科目，帮她建立自信之后，她自然就会和朋友和睦相处，校园欺凌的问题也自然就解决了。

案例二

教师的孩子想轻生

一位爸爸在微信上给我留言，说他的儿子马上面临高考，却突然说不想考了。孩子之前成绩一直不错，疫情期间在家上网课的时候，迷上了玩游戏。他经常耐心地提醒孩子要为高考做准备，少玩游戏。刚开始孩子还能听进去，可慢慢地就不听了，还和他吵架，后来又从吵架演变成了打架，直到孩子说了一句"我死给你看"，把他吓住了！

我知道他的情况比较紧急，马上约我们的咨询师和他见面，但是他说孩子不愿意来。我跟他说："我们要先解决你的问题，然后再来处理你儿子的问题。"他说："我没有问题，是我孩子的问题，为什么要我跟咨询师谈？"我说："因为你不懂得怎么跟孩子相处，所以得先从你这里入手才能够了解事件的全貌，才能够有后面的精准辅导。"这样他才同意自己先来咨询。

他是一名老师，对孩子的学习成绩特别看重，平时管孩子也非常严格，特别反对孩子玩游戏，觉得玩游戏就是品德有问题。现在儿子面临高考了，成绩越来越差，他觉得作为老师，孩子出现这样的情况很丢脸。加上疫情之后，他的工作变动大，压力也越来越大，所以面对孩子时脾气也不好，亲子间的矛盾就越来越严重。

我们建议他来做沙盘游戏，这样更容易呈现他的问题。在他的沙盘中，他跟儿子是对立的，中间有一条很深很深的河，且没有任何桥梁。他儿子的角色（孩子模样的沙具）躲在一座图书馆的旁边，很不开心的样子。

在沙盘游戏里，他看清了自己的成长模式。他也是在差不多跟儿子现在同样的年龄与父亲产生对抗。现在他从儿子身上看到自己小时候被父亲打压的可怜模样，突然潸然泪下，一下子理解了儿子现在的心情，承诺回家之后要跟孩子好好谈心。但在我们看来，他更多的是在同情小时候的自己。在他小时候，他的父亲因为工作调动的问题很不顺心，充满了压力和焦虑，最终将情绪发泄在他身上，久而久之引起了他跟父亲的斗争，和如今他与儿子的状态一模一样。

咨询师给了他方法：

第一是回家之后和儿子好好谈心，并且跟他复述自己做沙盘的过程。第二是和儿子剖析自己成长的心路历程，告诉儿子因为爸爸像爷爷一样有压力，所以将情绪发泄在他身上，希望得到儿子的原谅。第三是给儿子复盘疫情后发生的事情，找出双方存在的问题并商量处理方法；并且向孩子道歉，请他原谅爸爸对他的责骂等不当之处。这位父亲的行动力很强，回去就跟孩子真诚道歉。孩子明白了父亲的不容易，也向爸爸表示歉意，并承诺要放下游戏，好好学习。

这个案例告诉我们一个道理，当父母情绪不好的时候，对孩子做出的很多行为往往是不恰当的。一般来说，我们认为孩子出现问题正好是教育他的机会，但如果我们不是理性地跟他谈话，而是以发泄情绪的方式去交流，不但会伤害双方的感情，还可能引发孩子产生暴力倾向或者导致孩子自卑、内向，甚至有轻生的念头，这样就得不偿失了。

近几年，孩子选择用结束自己生命的方式来对抗父母控制的事件屡见不鲜。孩子在家里处处被批评，得不到尊重和支持，无论做什么事都处于父母的视线之内，没有尊严感，这样的孩子自然自卑。因为自卑，所以在学校里不敢自然大方地展现自我，当然就没有认同感。因此在受到严重刺激之后，选择用极端行为来对抗也就难免了。

所以我经常说的一句话，就是"家长有病却让孩子吃药"。而这个案例就刚好告诉大家，孩子的心理问题首先从父母这里着手处理，才是最快速的。每个人的心理健康发展都会受到多方面的影响，社会和家庭对一个人的成长都有一定的塑造作用，但最重要且最关键的一定是家庭方面的因素。一个人从出生到成年，无时无刻不处于家庭环境之中，一旦在家庭中受到伤害，有的人终其一生都无法真正疗愈。而家庭的各种关系中，对孩子来说，最重要的就是亲子关系。

案例三

疫情后孩子不爱上学却爱玩手机

有一次和两位家长一起吃饭，他们的小女儿4岁，读中班，大儿子9岁，读小学三年级。兄妹俩一直玩游戏，上菜了还不肯放手，说不想吃饭（两个娃都很瘦弱），妈妈一再讲道理都不愿意放下手机。爸爸有点不耐烦了，而且也觉得在我面前孩子都不听话让他很没面子，就开始大声呵斥哥哥，说哥哥要做好榜样，要先把手机放下，先把饭吃好，才可以继续玩……哥哥迫于无奈放下了手机，而妹妹玩得正高兴，就不愿意放下，她说还有一点点这个游戏就结束了……爸爸直接把手机抢过来，让她乖乖吃饭。女儿当场就哭起来，怎么也不愿意吃饭。

这种局面大家可能经常看到，如果不及时引导，可能会使问题升级。那我是怎么辅导他们的呢？

第一步，转移注意力。我首先过去抱起女孩，把她带离现场，到海鲜酒家外面海鲜池的地方，和她一起观察鱼虾，并且让她说出这些海鲜标价上的品名和数字，告诉她这就是这些海鲜的品种和卖价。又问她喜欢吃哪一种海鲜，喜欢哪一种动物。她指着其中一种说"不喜欢吃这种"。她指的"这种"就是濑尿虾，但她不会说。我说这种是"濑尿虾"。她"啊"了一声，说虾也会濑尿吗？我说："是啊，就像你小时候也会尿床，对不对！"就这样，我们聊得很开心……

第二步，辅导回到正常轨道。接下来我就把她带回房间开始吃饭，整个过程孩子都很快乐，跟我有说有笑地边聊边吃，她的爸爸妈妈很惊讶，感觉就像换了一个娃，女儿完全忘记了刚刚因为要玩手机游戏而哭闹的事。整个氛围进入了另外一个正能量的空间，没有了尴尬、吵闹、愤怒和无奈。

第三步，辅导家长。家长说以前小女儿是不会玩游戏的，对手机也没有太大的兴趣，因为疫情期间哥哥经常要用手机或是电脑上网课，她也在旁边看着，很好奇。偶尔哥哥玩游戏的时候她也跟着玩，后来开始抢哥哥的手机来玩游戏。哥哥为了安抚妹妹，好让自己安心玩游戏，就把爸爸妈妈的手机拿来给妹妹玩，慢慢地妹妹也上瘾了。

我给家长的建议是：

第一点，先理解孩子。疫情期间，大家都被关在家里面，长久不能出门。孩子正是长身体的时候，他们身体的能量没有得到释放和转化，就会把注意力和体能放在游戏上。还有一个更重要的原因就是，小朋友天生就有好奇心，而游戏是千变万化的，孩子们其实是对游戏产生了巨大的好奇，这与道德品质没有任何关系，千万不要用"玩游戏就是坏孩子"这种思维给孩子上纲上线，产生亲子对立和冲突。

我建议他买一个跳跳床，放在阳台上，每天早上和孩子一起在上面蹦跶、运动，尽兴了、出汗了才停下来。这也是建立亲子情感的最佳时机。孩子们会觉得你跟他是一伙的，是玩伴。只有建立了这个关系，他才会听你的。

第二点，学点心理学常识，比如简单易懂的 ABC 法则。

在情绪 ABC 理论中，A 表示诱发性事件，B 表示个体针对此诱发性事件产生的一些信念，即对这件事的一些看法、解释。C 表示自己由此产生的情绪、行为的结果。

在我们用餐的过程中，孩子们玩手机就是属于 A，这只是一件事情，在没有任何人干预的时候，不好也不坏，是中性的。而一个人运用自身的信念系统，处理这件事情的方法就是 B，人们会带着自己的认知和成长模式去处理问题。显然我跟这位爸爸是不一样的方式。C 就是结果，我们的方式不一样就导致了不同的结果。

这个案例让我们看到，教育无小事，尤其是现代家庭教育，现在的社会风气、资讯等对孩子的影响很大，这就是 A。事件本身是客观存在的，关键是我们作为家长，B 的信念。我们的认知和能力如何，能够决定 C 这个结果到底是好还是不好。

二、家庭结构变化：平等与爱是和谐之道

现在很多家长已经意识到亲子关系的重要性，但仍困惑于一个问题：为什么我就是这样长大的，现在再这样去教育孩子就不行了呢？这就要归因于社会和时代的发展了。从历史的角度来分析，以前的亲子关系是以层级化结构为主，父子之间的关系好比上下级。所谓父为子纲，说的就是家长对孩子下达命令，孩子要言听计从，不能反驳，这是"一言堂"式的教育。70后、80后父母很多还持有"一言堂"的家庭教育观念，因为他们就是在这种教育观念中长大的，当他们成为父母后，自然就延续到自己的孩子身上。

但是改革开放以来，市场经济方面有了很大改变，西方的文化也影响了我们，尤其是关于自由平等的认识，使教育方式与之前相比发生了很大改变，家庭关系的结构也从层级化结构变成了平面化结构。现在的家庭中，家长和孩子的关系是平等的。下面这个案例陈述的，就是父子关系从层级化结构变成平面化结构之后发生的变化。

案例四

远隔千里父子亲

来访者的老公在国有单位，被派到澳门工作，夫妻俩长期分居，这种状况已经持续了10年。在2020年初疫情暴发之后，老公有长达10个月的时间不能回家。家里边一个女人带着两个孩子和四个老人生活，加上疫情各种管控，又不能外出运动，老人身体越来越差，

孩子也很闷，快要闹翻天了，所以她会常常抱怨老公。而老公一个人在外工作，日夜颠倒也没有人照顾，疫情之下不能回家，也是身心疲惫。

直到有一天来访者实在受不了，跟老公大吵了一架，要他把工作辞掉，回来照顾老人和孩子。老公那边又很担心领导和父亲都不同意。他认为自己的工作岗位非常重要，领导栽培自己这么久，辞职离开有点对不起领导；父亲担心回到内地上班工资会少很多，所以非常纠结。

我们分析了这个家庭的深层原因，建议他们做出一些适当调整。

第一，老公为什么愿意长期远离家庭在外面工作？因为他小时候，他的爸爸就是在部队工作，他和爸爸聚少离多，而且爸爸一回家就对他管得非常严格，甚至打骂他，因为爸爸一直都是"一言堂"，他非常压抑。妈妈带着他一个人在家里生活也很艰苦，直到他11岁时，爸爸才退伍回来。

现在他离开家庭外出工作也是一样，儿子在11岁的年龄，当老婆已经支撑不住了，才呼唤他放弃工作回家照顾老人和小孩。他惊奇地发现自己家庭的经历是如此相似，就连儿子的年龄都一致——11岁。

他为什么一直没有回到老婆身边？在他自己的成长过程中，在他的认知里，妈妈一个人带着他生活是很正常的，所以他也认为自己不在家，老婆带着孩子生活很正常。另外他因为父亲非常强势，想远远地躲着父亲。现在疫情使之前隐藏的问题都提早暴露出来了，于是他做出一个新的决定——改变这种家庭生活模式。

第二，马上行动，结束两地分居的生活，向公司申请回到内地工作。在老婆的鼓励下，他宁愿放弃物质上的国企待遇，也要保证家人团聚。因为家人和自己的身体是首要的。

第三，保持每天和老人视频通话。父亲也知道他很不容易，有什么事情也会跟他商量了，不再是"一言堂"的态度，每天晚上七点，他在微信视频上陪孩子做功课。以这种方式沟通，自己的父亲和孩子都得到了心理上的满足。他还将与孩子在屏幕上讨论作业的微信截屏给我，画面非常温馨，他也没有了以前对孩子那种居高临下的态度。在这个改变中最大的受益者是来访者的老公，因为现在的他和父亲以及孩子每天视频，父亲和孩子很满足，他能够感受到来自家庭的爱和力量支持着他，也同样得到了满足。

这个案例告诉我们，家长要认识到孩子是一个独立的个体，其行为、思想和话语权，都与家长一样自由。与孩子沟通不能再以命令的口气，而是需要通过协商达成共识。若是还用阶层关系的观念来教育孩子，就会导致孩子出现严重的逆反心理。当家长从上级的角色变成朋友的角色，教育规则就随之发生了改变。家长要适应和遵守新的家庭教育规则，就需要从建立良好的亲子关系开始，去调整家长的教育观念、思维模式以及行为模式。

在家庭结构变化方面，还有一个问题就是单亲家庭中，亲子关系都有哪些需要调整和注意的地方。

案例五

妈妈阳光，孩子灿烂

来访者是全职妈妈，以前她自己在家带娃，老公会给她生活费，她偶尔利用空闲时间做钢琴家教，因此一直没有稳定的工作和收入。

儿子是在香港出生的，疫情之前一直在香港读书，她租房子陪读，老公在广州做生意，长期两地分居。疫情使得孩子无法再回到香港上学，长期上网课导致孩子不能专心学习，天天拿着平板电脑假装上网课，其实是在玩游戏。

她丈夫本来就是大男子主义者，疫情之后由于生意失利，整天暴跳如雷，面对孩子更是居高临下的姿态。她实在受不了，与丈夫离了婚。

离婚之后，前夫不给他们赡养费，她连打官司的钱都没有，所以非常被动。她自己的状态也不好，又没有工作能力。儿子因为曾经被爸爸打所以怨恨她为什么不早点离婚，为什么离婚还拿不到钱……说她傻，瞧不起她，不听她的话，使她非常沮丧。

针对她的情况，我建议她从自我成长开始，给她开了成长清单。

第一步，写出自己的梦想清单。

你想成为一个什么样的人？

十年后的我：

五年后的我：

三年后的我：

一年后的我：

一个月后的我：

一周后的我：

第二步，把以上梦想清单打印出来，贴在房间里、抄在笔记本上最显眼的位置，每天早晚大声朗读，以强化自己的目标，提升正气、正能量。

第三步，每天学习 2 小时以上，在我的书吧借书看，或听喜马拉雅关于提升正能量和职场技能的书。

第四步，坚持早起，带着儿子做运动。身体是革命的本钱，儿子才 11 岁，身体正处于发育期，运动多了，他自然就会早睡，精气神自然会提起来。

第五步，建议给孩子用科学的记忆课程，同步学习他在内地相同年级的功课。不管他未来在香港还是在广州读书，都需要在知识上跟同龄人同步。现在要做好两手准备。

第六步，找旧客户继续教钢琴，以维持日常生活。

大约三个月之后，她不再抱怨前夫，自己默默学习，默默耕耘自己的小家。后来经人介绍认识了一位优秀的男士，现在过得非常幸福。

这个案例告诉所有宝妈，在家带娃的时候也一定不要与社会脱节，要保持随时可以工作的能力，要时常换圈子认识一些正能量的朋友，让自己保持积极向上的状态，不仅是为自己，更是为了下一代，妈妈一定要成为孩子的榜样。有一句话说得好：只有妈妈阳光，孩子才会灿烂。

三、建立良好亲子关系，创造生命财富

李嘉诚先生曾经说过，一个人事业上取得再大的成功，也弥补不了教育子女失败带来的缺憾。孩子是家庭的最大财富。在现代社会中，家长给孩子提供的物质条件更加丰厚，而在精神方面提供的支持却少之又少。更关键的是，孩子的成长无法逆转，对孩子的教育也没有重来的机会。因此，建立良好的亲子关系就显得格外重要。

如何正确地教育孩子，让孩子德智体美劳全面发展，使其拥有终身受益的强大能力，进而收获幸福人生，才是许多家长急需解决的问题，也是我们家庭教育最核心的终极目标。

以下案例值得借鉴。

游子回国学心理学课程

这是一个值得我们高兴的案例。一位在海外留学 5 年的女孩子，在疫情这么严重的情况下，坚持回国学心理学课程。为什么呢？

她妈妈是一位非常有成就的企业家，很早就实现了财富自由，当然能力和个性也非常强。她 15 岁读初中三年级的时候，妈妈和爸爸发生了很大的矛盾。为了不影响她，妈妈快速把她送去国外读书。短短的三个月之内就把所有的手续都办好了，没有给她任何商量和回旋的余地。她背着行囊一个人去了国外，非常无助和痛苦，孤身一人在国外度过了无数个不眠之夜。但是强大的妈妈一点都没有察觉，直到女儿不愿意跟她打电话，才意识到问题非常严重。这位妈妈经朋友介绍认识了我们之后，她通过辅导终于认识到自己太过武断和强势，对孩子造成了非常大的伤害，于是她在我们这里不断学习成长，学会了怎样与女儿进行情感链接。

有一次女儿过生日，妈妈联系家族所有亲戚帮女儿组织了一个非常盛大的线上聚会，女儿非常感动，完全颠覆了女儿之前对妈妈的认知，她很好奇，为什么妈妈会变得这么温柔？这么懂她的心情？妈妈说自己通过学习心理学，知道了问题所在，就改变了，并且鼓励她大胆做自己，做自己想做的事情，妈妈永远支持她。

结果女儿越来越优秀，不但衣食住行全部自理，还帮妈妈打理国外的事业，把一切都安排得非常有条理。更让人惊喜的是，她凭自己的努力顺利考到了很好的大学。这两年因为疫情不能正常上课，她就跟妈妈商量，想回国一段时间，顺便来我们这里上心理学课。然后母女俩成了同桌，而且在做沙盘心理游戏的时候，母女的心都是敞开的，互相看到了很多深层的问题，能够相互理解了。看到她们母女紧紧地拥抱在一起，我也非常感动。通过这位成功女企业家的案例，我们可以看到，这位事业成功的妈妈，虽然对孩子造成了伤害，但只要努力去修复好亲子关系，不管在多么艰难的环境下，母女都可以保持同心同德，共渡难关。这样的关系足以赋能给孩子，许她满满的爱，许她未来的幸福人生。

作者：冯映云

第二节
想要家里不再鸡飞狗跳，你得学会这一招

在上一节的案例中，我们看到家庭对孩子的成长过程有着很大的影响，因此，家长们也愿意对孩子的教育付出更多。家长在提到孩子的教育时，一定会考虑学校的环境怎么样，师资如何，在孩子成长过程中，家长们又会担心孩子上课不认真怎么办，孩子做作业时一会摸橡皮一会要喝水怎么办，孩子一遇到困难挑战就往后退怎么办，还有些家长会考虑孩子是否有足够的自信，他的未来会有璀璨的人生……每一位父母都在孩子成长的过程中操碎了心，可孩子还是出现各种问题，这是为什么呢?

当你了解了"理解六层次"相关理论后，就会知道，这可能是我们的方向错了。只有从正确的方向入手，才能帮助孩子增加心理动力，激发出孩子的发展潜力。

一、什么是理解六层次

理解层次是 NLP（神经语言程式学）领域的大师罗伯特·迪尔茨整理出来的一套模型，其理论根据是人类学家格雷戈里·贝特森提出的学习与变革的逻辑层次，是一种层次化的解释系统、决策指导系统，可以用来解释各种现

象、问题、表现，同时还可以凭借它找到解决问题、优化表现的方法。理解六层次是 NLP 发展过程中最具影响力的理论之一，可以说是一个万能工具，是大脑处理事情的逻辑依据。

理解六层次可以用在我们生活的方方面面，对我们的家庭、事业、财富、亲子关系以及亲密关系都会产生非常大的影响。

接下来我们将理解六层次依次从下往上看，分别是环境、行为和能力，这三层被称为下三层；信念、身份和系统被称为上三层。当我们遇到困难时，如果能找出困难在哪一个层次的话，便能更有效地解决问题。层次越低的问题，越容易解决；而当问题在信念或身份层次时，解决起来会相对困难。

家庭教育中，我们常常将关注点放在下三层，所以表面上看起来是解决了孩子的问题，但实质性的问题根本没有解决，因此新的类似问题很快又出现了，让我们应接不暇。接下来我们一起具体了解六层次的内容以及如何在家庭教育中运用，帮助孩子解决实质性问题。

二、走进理解六层次

最下面的层次是环境，即独立于我们之外的外在资源、外在条件，可以简单理解为时间、地点、人物。我们的生活环境包括自然环境和社会环境，其中还有历史传统、文化习俗，社会关系等。环境可以被整合和运用，但没有办法被操控，环境会影响我们的心情、感觉，影响上面几层。更重要的是影响人的心理环境，在同样的客观环境中，面对同样的事物时，每个人所受到的影响也并不相同。

在家庭教育中，孩子学习中遇到一些问题，或者不喜欢某个老师时，是否要给孩子选择某个师资、环境、学风更好的学校；要不要让孩子上更多的学习辅导班，参加更多的兴趣培养课程。有时可能是外部环境改变导致孩子的心理、情绪波动，比如妈妈休完产假上班，离开熟悉的生活环境到一个新的城市生活，到一个新的地方上幼儿园、小学、中学等，这些都属于环境方面的问题，需要孩子有一个心理和物理环境适应的过程。

第二个层次是行为。行为指我们在这个环境中做了什么，是在一定条件下，不同的人表现出来的不同的基本特征，或是对内外环境因素刺激所做出来的能动反应。简单说，就是我们做了什么、没有做什么。在家庭教育中，家长们会特别关注孩子的行为：孩子有没有写作业、写作业时是不是投入、吃饭时有没有一边玩一边吃、睡觉时有没有哭闹等这些关于生活、学习上的行为，也容易因为孩子在行为层面做了或者没有做什么，而出现亲子沟通方面和情绪上的困扰。

第三个层次是能力。能力层次是在行为上如何做的问题，它涉及技巧、选择、策略、状态等。每个人的策略和状态是不一样的，所以能力也可以说是完成一项目标或者任务，所体现出来的综合素质。能力决定着一个人能做或不能做哪些事情。这个层次涉及每个人的选择机会，每一种选择都是一种能力，选择越多，能力越大。能力的外在体现是技能，比如会英语、会游泳、会使用电脑、会打游戏……这些技能是专项能力。能力还包括综合能力，比如你的孩子当了班长，这里面就包含了多项能力，比如组织能力、管理能力、学习能力、沟通能力等，所以这不仅仅是某一项单独的能力。

平时家长都希望孩子学习好，但是否注意到孩子发展了相应的学习能力呢？孩子有没有归纳总结的能力、复习和预习的能力、自主学习的能力、自我控制和时间管理的能力、自己照顾自己的能力、情绪管理的能力、抗挫折的能力等？我们时常说能力也等于习惯。我们要想培养出一个优秀的孩子，一定要让这个孩子养成一些好的习惯，我们要培养孩子独立自主的能力，即使你给的外在的东西再多，哪怕是金山银山，也不比上内在的能力来得重要。

第四个层次是信念与价值观。信念是你对事物的判断、观点或者看法，说白了就是，为什么要这么做？这样做有什么意义？每一个人活在这个世界上，都会根据自己的人生经历形成一套属于自己的信念和价值观，所以每个人的信念和价值观都不一样，这是我们做或不做一件事情的理由和动力。信念和价值观决定我们做每一件事的态度以及我们做事的标准，决定着我们的行为。信念对一个人影响最大，人和人之间最大的差别就是信念系统的不同。所有的改变由信念开始。

回到家庭教育中，我们的孩子相信什么？他相信自己是可爱的吗？他相信自己是有价值、值得被爱的吗？他相信自己就是优秀的吗？这些信念都会影响孩子由内到外的状态。孩子的这些信任是从哪里来的呢？根源就是父母对孩子的无条件信任。

第五个层次是身份。我是谁？我有怎样的人生？对方是谁？这些决定了个人对他人的态度和行为。比如我在咨询室，面对来访者我就是咨询师；回到家里，我在父母面前就是女儿；面对公婆我是儿媳；在我伴侣那里我是老婆；在孩子面前我是妈妈。不同的身份将代表不同的信念，会有不同的诉求，也代表着不同的能量，这就是身份。每个人的身份定位是有弹性的，不是僵化、固定的，是可以建立、发展及改变的。

第六个层次是系统。系统也叫精神层次，是我与世界上其他人、其他事物的关系。当一个人在思考生命的意义时，开始思考为了谁，还有谁。这就涉及"精神"的层次了。当人在系统里做事的时候，是带着使命和责任感的，而这份使命和责任感会成为促进行动的内在动力。

理解六层次，每个层次不是独立工作的，都会与其上下层次有相互影响的关系。

三、学会理解六层次，做个聪明家长

我们具体来看，当一个孩子考试成绩不好，在不同的层次我们会对孩子有什么样的反馈。

在环境层次，我们会说："这不是孩子的错，他换了环境不适应。我们需要在环境层面让孩子感觉到安全和适应，或者在行为层面多多陪伴孩子。"

在行为上："你这次准备得不好。"这就是把责任交给孩子了，责备他在准备工作上没做什么。

在能力层面上："你对数学的领悟很慢。"这就不只是这次的问题，而是学习数学的理解能力、学习能力等不好了。

在信念层面："你就是学不好数学。"这个表达的范围更大，就是在你的信念里，已经认定孩子是做不好，学不好的。

如果在身份层面："你不适合学数学，你太蠢了。"这么说有信念层面，还有一个更高的层面，说到他的本质——他是一个怎样的人。

由上可以看到，层次越低的问题，越容易解决，因此我们常在环境、行为和培养能力上去下功夫，而当问题升至信念或身份的层次时，便会困难得多，上面这个例子说"你不适合学数学，太蠢了"，这会让孩子定义自己是一个蠢人、没用的人。孩子在面对学校、学习、作业、考试的时候，没有动力。为什么？因为他觉得自己蠢，做再多都是无用的。

先处理高层次问题，为成长打好基础

一般来说，一个低层次的问题，在更高层次里容易找到解决方法。比如我们看到孩子各类行为问题，如果只停留在孩子的环境、行为方

面，就是"头痛医头，脚痛医脚"，如果我们再上一层去培养孩子的能力，同时也坚定孩子"我很优秀、能够成功"的信念，就更容易解决我们看到的行为问题了，而且一旦从高层次解决了问题，孩子在低层次的行为反应会自然改变。反过来说，一个高层次的问题，用一个较低层次的解决方法，就很难有效果。所以家长们应学会从较高层次给孩子支持和改变，培养孩子解决问题的能力，树立良好信念。

所以，时常在下三层努力做事的父母会很困惑，为什么这么努力却没有效果，这些实践经验告诉父母，如果只从环境上努力，从行为、习惯层来要求和约束孩子，往往达不到目的，甚至出现反作用。从心理角度来解读，上三层属于潜意识领域，下三层属于意识层面。要想解决下三层的问题，需要追根溯源，从上三层寻找答案。

好的家庭教育一定会在上三层多做调整，因为人与人最大的不同是信念的不同。不同的信念会有完全不同的思维模式，自然会有完全不同的行为和结果。比如有三个孩子：一个孩子的学习是为了自己，一个孩子的学习是为了家族，一个孩子的学习是为了国家。这三个孩子学习的内在动力和持久性也完全不同，结果自然也会截然不同。当然，孩子学习是为了国家，为了家族，其实就包含了为自己，因为在系统中，孩子就属于家族和国家了。所以说，人有不同的信念，就会有完全不同的人生。

有一部日本电影叫《垫底辣妹》，电影里，坪田老师帮助沙耶加从一个学渣逆袭为一个学霸，他就是直接从身份层次入手，在和沙耶加一开始的见面中，就和沙耶加讨论了"我是谁"这个身份层次上的话题。坪田老师对沙耶加说："你是可以考上庆应大学的。"这句话沙耶加以前在学校和家庭没有听到过，而当沙耶加确定了自己的身份，在身份层次下面的信念、能力、行为、环境这些层次中老师也给予了同步的支持，沙耶加成功逆袭，考上大学。所以当孩子确定了自己的身份，就能激发他的内动力，自然就能从"知道"达到"做到"。

四、一句话养育与六种力量之源，赋能孩子生命

在陪伴和支持孩子成长的过程中，如果把我们的人生智慧或者家族文化凝练成一句话传递给孩子，这一句话就在信念上形成正向标签，这个标签就是以身份或系统的形式，在日常言行中植入孩子心中，形成"一句话养育"。如何做到"一句话养育"呢？

给大家举一些例子："孩子，你出生不平凡，注定会有不平凡的一生""孩子，你学东西很快的""孩子，你是个意志坚强的孩子""你是值得被爱的"，这些都是从信念上给孩子鼓励。

又比如，"孩子，你是队长""你是男生""你是小记者""你是主持人""你会成为一个独立自主、自强不息、乐于助人的人"，这些就是在身份上激励孩子。

再比如，"你是我们家很重要的一分子""孩子，你是龙的传人""你在为中华崛起而奋斗"，这些都是在系统层次上给孩子动力。

"一句话养育"的方式是在上三层给予孩子力量，接下来再给大家总结六种力量之源，这也是孩子生命的力量之源。

第一是所在的家族系统、组织可以给予力量。

第二是所拥有的身份、责任、使命可以给予力量。

第三是所拥有的信念、提炼出来的人生信条可以给予力量。

第四是养成的习惯、能力可以给予力量。

第五是某一次的行为给予实实在在的一份力量，这需要家长们拥有一双玫瑰花般的眼睛，哪怕孩子就是看着你，听你叨叨了几分钟，你都可以说："孩子，刚才几分钟里，你一直看着我听我说完，我看到你的专注，也感受到了被尊重，谢谢你。"孩子听完就有了一份力

量和连接，你们之间才能继续深聊，你可以继续问："关于我刚才说的，你是怎么想的？"这是尊重与被尊重，当你这样对待孩子，爱与被爱就出来了。

第六是身边的榜样、环境可以给予力量。这里透露一个绝招。我们批评人时只需要批评对方所处的环境、行为、习惯，这样不伤人，不会伤到孩子自尊系统，而表扬人时一定要注重提升他的系统属性、身份、责任、信念和价值观，这样可以激发人的内动力。你只需要如实表达你在环境中对孩子做的行为的观察，比如："孩子，我看到你回到家，鞋子没脱，书包放在地上，就去用电脑，你是有什么急事吗？"你这么说就是就事论事，孩子就会看到自己确实没有做对的行为，并且会告诉你他的需要。但如果你说："你看你邋邋遢遢穿着鞋子进屋，书包也乱丢，一回家就知道玩游戏！"这样就给孩子贴了标签，伤害到孩子，孩子也不乐意接受。第一种是在下三层的行为表达，第二种是在上三层的信念上表达，孩子对你这两种表达的回应和感觉，会有很明显的不同。

在家庭教育中，家长可以利用理解六层次对孩子进行指导。给孩子提供一个好的外部环境固然是好的，但更好的是调整孩子学习时的情绪，给孩子提供有爱的家庭环境，给孩子一些学习方法、技巧方面的指导，提高孩子的学习兴趣，同时，父母的着眼点应放在广义的学习能力，而非狭义的学习成绩上。当孩子有不利于学习的行为时，不要过早给孩子下定义，贴标签，而是在能力及以上层次帮孩子找解决办法，注重培养孩子综合能力和素质，同时把学习这件事交还给孩子，让孩子成为自己学习的责任人，不控制、替代和妨碍孩子学习成长；帮助孩子树立积极、正向、坚韧的信念，让孩子感受到自己是无条件被爱的，而不是学习好了，爸爸妈妈才爱他；注重培养孩子的自信，即便孩子的某科成绩目前不太理想，也要使孩子相信，自己有能力在某科或者某个领域学得很好，等等。让孩子做自己，而不是做爸妈心中的孩子。"父母和睦，家庭幸福，做最好的自己"是给孩子最好的礼物。

通过理解六层次及一些亲子沟通小技巧的运用，掌握如何在下三层批评，在上三层给予表扬和力量的方法，构建和谐、理解、沟通的家庭教育氛围，帮助孩子解决成长路上遇到的问题，并树立远大人生目标，用人生的积极意义推动孩子的自我发展。

"十年树木，百年树人"，种一棵树，最好的时间是十年之前，其次就是现在，就是当下！让我们一起在生活中践行理解六层次，一起对孩子说一声：与你并肩，共创明天！让我们相信岁月，相信种子，相信每个人都是自己生命的传奇。

作者：刘小英

第三节
家庭的好关系藏在你的情绪里

　　疫情时代，全社会压力都在增大，青少年也不能幸免。疫情对青少年的日常生活、学习和娱乐所造成的冲击，更是催生了其恐惧、害怕、对未来感到忧虑的心理。孩子焦虑，家长就更焦虑。如何能调整家长和孩子的焦虑情绪，从而更好地应对不同情境下的成长呢？我们一起来通过心理学相关理论与方法，寻找家庭最根本的能量，提升疫情下家长的家庭教育技能，营造家庭良好关系，提高青少年心理健康能力，让家长和孩子做自己情绪能量的发电机。

一、让孩子承担自然结果，培养责任感

　　有些家长们很感慨，总说现在的孩子都没什么责任感，家里油瓶子倒了都不扶一下，每天学习好像为他们学的一样。孩子们有这样的表现是因为觉得这些事与自己无关，他们无须对此负责任。因此，我们需要从生活中的一点一滴培养孩子的责任感。具体要怎么做呢？

　　比如九岁的小哲把鸡蛋掉地上了，妈妈看到手足无措的孩子，不急于批评，而是先接纳孩子那一刻的害怕，告诉他"妈妈看到你不小心摔了鸡蛋，没关系，我们现在要

做的是把弄脏的地面收拾好，你知道怎么做吗？"如果孩子知道，就及时肯定他；如果孩子不知道，那妈妈就让孩子想想平时妈妈是怎么收拾的，或者教孩子怎么收拾。在这个过程中，妈妈既不批评孩子，也没有出手帮孩子，但是孩子却能感觉到妈妈的支持。收拾好以后再表扬孩子这件事情处理得好，对自己负责。孩子觉得自己可以体面地面对失误，而不是心里羞愧难堪，下一次就知道出现问题时找办法解决了。还有，上学不爱起床是孩子常见的问题，对于孩子的磨蹭家长们经常是一边抱怨一边上手帮忙，这样孩子反而更磨蹭了。这时，聪明的家长要学会让孩子自己承担后果，不用催他，允许他按自己磨蹭的节奏来，这个后果往往就是迟到，自然会受到老师的批评，这当然不是他愿意的结果，为了不迟到，孩子就会愿意早起。

所谓"自然惩罚"，按照卢梭的说法就是："应该使孩子从经验中去取得教训"。具体来说，就是当孩子在行为上发生过失或者犯了错误时，父母不过多地批评，而是让孩子自己承受行为过失或者错误造成的后果，使孩子在承受后果的同时感受到不愉快甚至是痛苦的心理惩罚，从而引起孩子的自我反省，自觉弥补过失，纠正错误。孩子犯错时，家长给孩子严重的惩罚，会损伤孩子的自尊、自信，而一味的"宽容"又让孩子觉得总会有人为他买单。让孩子为自己的过失承担后果，特别有利于培养孩子的责任心，这样的责任心也会迁移到对学习及其他事情上，他就真的学会了自己为自己负责。

二、延迟满足，培养孩子耐心

在生活中，我们常看到有孩子说要玩就得马上出去玩，说要吃什么就得马上吃到，不然就使劲哭闹。有的孩子都上初中了，但做事还是没常性，常常虎头蛇尾，这样的孩子缺乏耐心与持久性。要怎么培养孩子的耐心呢？父母们要帮助孩子学会"延迟满足"。延迟满足是指为了长远的、更大的利益，自愿延缓或者放弃当下短暂的、较小的满足。

心理学有一个著名的糖果实验：把一群4岁左右的孩子带到一间简陋的房子，给他们每人一颗好吃的软糖，同时告诉他们，如果马上吃软糖只能吃1颗；如果20分钟后再吃，就会被奖励1颗糖，这样总共可以吃到两颗糖。有些孩子急不可待，马上就吃。另一些孩子就耐心等待，他们为了使自己耐住性子，或者闭上眼睛不看软糖，或者头枕在胳膊里自言自语。结果，这些孩子终于吃到了两颗软糖。这个糖果实验做了长达14年的追踪，一直到他们高中毕业。

结果显示：那些最后吃到两颗软糖的孩子，在青少年时期，仍能等待机遇，不急于求成，他们具有一种为了更大更远的目标而暂时牺牲眼前利益的能力，也就是自控能力。而那些急不可待只吃1颗软糖的孩子，在青少年时期，就表现得比较固执、虚荣或优柔寡断，当欲望产生的时候，无法控制自己，一定要马上满足，否则就无法静下心来继续做后面的事。能等待的那些孩子的成功率，远远高于那些不能等待的孩子。

所以，孩子两岁以上任性哭闹的时候，建议家长们不要马上满足。比如，孩子马上要出去玩，家长可告诉他这会儿正在忙什么，一会儿一定会带他出去玩。孩子在等待满足的过程中，心理承受能力就得到了锻炼，这样在他得到满足后，会加倍珍惜，忍耐力就逐步提升上来了。这种做法的重点在于，一是家长承诺了一定要做，二是引导孩子自主选择。同时，根据情况，起初给孩子的延迟时间要短，这样逐步培养孩子延迟满足感。对于更小的孩子，这个方法不适合，因为他还不能真正明白家长说的是什么。

三、拥有好心情，提高孩子免疫力

前面我们提到过免疫力可以帮助人体对抗新型冠状病毒肺炎和很多其他疾病，而好心情则有助于提高免疫力。英国索尔兹伯感冒研究所曾经做过一个著名的"感冒实验"，科学家先给394名试验者做了心理测试，然后把他们和外界隔离9天。第二天，科学家把几滴无色的液体滴进试验者的鼻子里。然后每天将试验者咳嗽、气喘和流鼻涕的情况记录下来。研究结果显示，47%参加试验的人患病是由于紧张状态增高，而不紧张的人得病的只占25%。

这个实验结果说明紧张程度越高，越容易感冒。所以在生活中我们保持轻松愉快的好心情，病毒就会远离我们，身体就会好。

怎么才能保持轻松愉快的好心情呢？最简单的办法就是凡事尽量往好处想。心理学有个名词叫"选择性注意"，保持好心情就是要选择性地注意事情好的那面。比如，疫情期间，人们总是闷在家里，出去的时候少，这时要想：终于可以心安理得地在家好好休息了，可以好好研究一下做菜，充分享受和家人在一起的时间。虽然在家收入减少了，但可以想：别人也是这样的，好在我花钱也减少了。又比如，疫情期间，有的人一直在忙着上班，那怎么往好处想呢？这充分说明我很有价值，在这场没有硝烟的战争中，我也为国家做了我能做的部分，虽然我不能光芒万丈，但我总是温暖有光的，平凡中见伟大。我上班还能起到锻炼身体的作用，如果我在家待两个月，很容易发胖。而且我已经很幸福了，我没在疫区工作，压力相对来说，已经比较小了。

日常生活中，当我们关注街道上的树、好看的建筑时，心情就会变好；而如果关注街道垃圾，我们就会很不开心，这就是选择性注意带来的不同感受。

所以，你一定去看事情好的那个部分，好心情会提高你的免疫力。

四、表扬比批评更能帮助孩子反省

孩子常常犯错，比如忘带书，和别的孩子打架，不好好学习等，有的家长很愤怒地说："书都忘带，你还能干点什么？"这样说并不能很好地解决问题。那么我们该怎么和孩子沟通呢？著名教育家陶行知"四块糖"的故事给我们做出过很好的榜样。

陶行知在一所小学做校长的时候，看到男生王友用泥块砸同学，马上制止了他，并让他放学后到校长室去。放学后，陶行知来到校长室，王友已经等在门口了。

陶行知没有批评他，却给了他一块糖，说："这是奖给你的，因为你按时来到这里，而我却迟到了。"王友非常惊讶。接着，陶行知又给王友第二块糖，说："这块糖也是奖给你的，因为当我不让你再打人时，你立刻住手了，这说明你很尊重我，我应该奖励你。"王友迷惑不解地接过了糖。陶行知又掏出了第三块糖，说："我调查过了，你用泥块砸那些男生，是因为他们不守游戏规则，欺负女生。你砸他们，说明你很正直善良，有跟坏人斗争的勇气，应该奖励你！"听到这里，王友特别感动，他流着眼泪后悔地说："陶校长，你打我两下吧！我砸的不是坏人，是自己的同学呀！"陶行知满意地笑了，他马上掏出第四块糖，递给王友："为你正确地认识错误，我再奖给你一块糖。我的糖给完了，我们的谈话也结束了。"王友在接过四颗糖以后主动向陶行知进行了深刻的反思。

我们看到，教育孩子不应该用训斥、打骂等伤自尊的方式。前面我们提到批评应该停留在行为层面，表扬要着重在意识层面。家长应该管理好自己的情绪，平心静气，肯定孩子做事情好的部分，讨论、引导他看到还可以提升的部分。很多时候，微笑比严酷更有力量，特别是父母的微笑，最能给孩子带来安全感。

五、运用积极视角，提高孩子正能量

由于疫情，孩子们有时会在家学习，当孩子出现学习困扰时，家长常用说教的方式，"不要乱想，好好学就会了"，来解决问题。家长也会发现，这么说作用不大，孩子依然觉得学习困难。那么怎么办呢？

有这样一个故事：一个秀才进京赶考，一天他做了三个梦。第一个梦是梦见自己在墙上种菜；第二个梦是梦见自己下雨时戴斗笠又打伞；第三个梦是梦见和自己心爱的人光着身体睡在床上，背靠背。秀才找到了算命先生解梦，算命先生一听，拍着大腿说："你还是趁早回家吧。墙上种菜，没有土地说明你白种；戴斗笠又打伞，这说明你多此一举；和心爱的人睡在一起，却背靠背，这说明你没戏啊。"秀才一听心灰意冷，准备打道回府。

客栈的店老板听了，笑着说："我也会解梦，让我来给你解解。你想想看，墙上种菜是高中啊；戴斗笠又打伞说明你万无一失呀；你和爱人背靠背，这不正说明你翻身的时候到了吗？"秀才一听觉得这话有道理，一下子来了精神，结果考中了探花。

同样的一件事情，不同的解读会产生完全不同的结果。由此可见，积极解读多么重要。孩子说："我这么倒霉，今年参加高考，又赶上疫情。"家长可以帮助孩子换个视角，说："赶上疫情是好事啊，反正全国高三学生都只能在家上课。往届高考生在学校都特别累，你们这届就没有那么累。累了，就能在家躺一会儿。你躺的时间不多，说明你是这些高考学生里很努力的。"

孩子说："妈，我厌学了，在家学，一点学习气氛也没有，这几天根本学不进去啊。"家长可以理解他："孩子，他们也会厌学，也会觉得没有学习气氛。你这么为厌学烦恼，其实是因为你内心爱学习。学习没气氛是一方面，更主要的是，每天都在一个空间里，谁也受不了。"家长帮助孩子积极解读所面临的事，孩子就会更乐观自信了。

积极视角就是帮助我们挖掘自身优点，认识自己的优势，从而树立信心，解决外在或潜在的问题。

六、学会做自己情绪能量的发电机

疫情期间有的人工作更忙了，因而引发了很大的情绪。比如，社区工作者、政府工作人员、医护人员等，常常没有休息日，甚至凌晨才下班。护士小丽心里想："也不给我们多涨工资，干这么多，还很危险，领导怎么不多看看我们呢？"疫情期间还有人因为孩子不能上幼儿园，天天 24 小时带孩子特别累，累的时候就会有委屈，发脾气。小哲妈妈在孩子找她时就大声对孩子喊："你这孩子怎么总缠着我，没完没了。"事后她又感到后悔，批评自己："我怎么这么没有耐心，我不是好妈妈。"这样的情绪困扰让家长和孩子的能量消耗都很大，影响亲子关系，那该怎么办呢？给大家支一招，随时给自己充电，你就不那么"心苦了"。

这一招就是家长要学会鼓励自己，接纳自己，爱自己，这样就能让自己随时保持正能量的状态。怎么做呢？每天数数自己做的好事。

前面提及的护士小丽可以看到自己做得好的部分：我今天干了很多事啊，早上为了让下夜班的同事能早点走，我更早到了，我支持了她；我今天一上午就接待了三十个病人，我挺厉害的；我今天关心了孩子，早上很早起来为他做饭了；我今天很忙还发了微信给朋友，他害怕疫情，我安慰了他。发火的小哲妈妈，也可以看到自己做得好的部分：我今天给孩子按食谱做了三顿营养餐；我今天给爱人带了爱心午餐；我今天陪孩子讲了故事，一起画画，给孩子照相，孩子以后回忆童年时，会感觉多么幸福温暖啊。当我们看到自己做的这些事时，内心对自己就有了肯定，有了支持。

我们小时候常听大人说"谦虚使人进步，骄傲使人落后"，结果常常谦虚过头了，不敢肯定自己，就成了自卑，我们也总希望别人认可自己。其实我们可以进行自我正强化，今天就开始数数你做得好的部分，表扬自己，你就是自己的情绪能量发电机！

一个家庭里，父母情绪稳定，能成为自己情绪能量的发电机，从积极视角看到自己，看到家人和孩子的优势方面，用科学方法助力孩子健康成长。家庭里流动着爱、理解与支持，每个人都能保持好心情，就是当下家庭里最好的关系。

作者：孙睿熙

第六章

生命教育，永不过时的话题

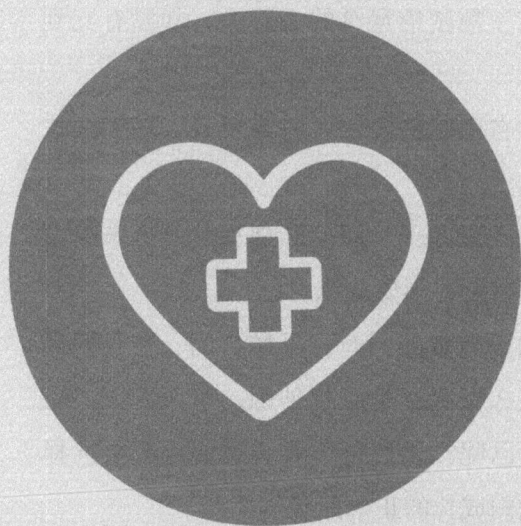

第一节
借外修内是自我成长的契机

明代女作家郑淑云给她的儿子写过一封信，在信中，这位妈妈对儿子说："人一生时常会遭遇三种困顿，千古有之，孩子，你要做好心理准备。"

第一种困顿：拥有卓越的才华，却遇不到好的平台和机遇。

第二种困顿：以一颗诚挚宽厚的心待人，却没有交到值得交的好朋友。

第三种困顿：对自己严格要求，时常反省，却无法按照自己的意愿生活。

最后，这位妈妈抚慰儿子，即使际遇如此，也未尝没有好处，要多读书以自励，不要放纵自己！

我们在为这位妈妈点赞的同时，不妨自问，当我们遇到同样的困扰，会怎么做呢？是寻找外因，怨天尤人，还是觉知内在，反求诸己呢？相信每个有智慧的人都会选择后者。因为这才是我们成长的正确路径。

那什么是外？什么是内？什么又是觉知呢？

简单来说，我们自己就是"内"，而自己之外的一切都是"外"。当我们时刻关注自己因外因而产生的感受、情绪和反应，就是觉知。

"借外修内，如是觉知"就是让我们在面对外因时，修我们的"内"，修我们自己，修一颗安定的心。

一、学会借外修内，是改变的开始

如何才能借外修内呢？生活当中，每天很多我们自己之外的人、事、物，都可能让我们产生各种心理感受和情绪反应，通常我们会否定自己的情绪，不承认自己有了情绪，或是否定自己，觉得自己不应该有情绪产生，但否定情绪并不能让我们的感受变好。

我们真正要做的是，当情绪来的时候，告诉自己：我看到了自己的情绪，这是我的真实状态，这是正常的，然后在这个当下进行觉察，学会接纳外在的一切，允许自己当下与外在联结时产生的任何情绪，同时不要责怪自己，要给自己最深的爱！

在遇到一些不好的事情时，我们的情绪可能是生气、懊悔、埋怨、自责……在感受到自己陷在事情里无法自拔的时候，要学会觉察到自己当下的情绪，并允许自己待在那个当下，先不用努力去想如何把自己快速拔出来。因为在那个时候即使我们很努力去拔，可能也拔不出来，反而会让自己越陷越深。我们应该做的就是接受那个当下，允许自己陷在那里面。我们允许、接纳自己在那里，这才是对自己最大的爱。

有人可能会问，怎么可以这样呢？我不能让自己一直陷在情绪的深坑里，我要怎么样才能走出那个深坑呢？有这样一个故事：从前有一头驴掉进了一口深井里，井口太小了，人们无法救那头驴，以为它只能在井底等死了。第二天，人们却惊奇地看到这头驴已经站到井口了。这是怎么回事呢？原来当这头驴知道人们不能救它，它在井底害怕地四处扬蹄时发现，把井壁上的泥土扒下来可以垫在脚底，它就扒下井壁的泥土，把井底一点点填高，从而救了自己。

当我们陷入情绪的深井时，也要学会跟自己待在一起，找到可以给自己垫脚的"泥土"，然后慢慢地爬出来。有人会问："哪里去找泥土呢？"我们看到自己，允许自己那个时候的状态，深深地允许自己，爱自己，给自己拥抱就是帮助我们走出来的"泥土"，也是我们掉入情绪或者身体不舒服的陷阱时，陪伴自己最好的方式。

觉察情绪，自我成长

情绪的深坑被填满之后，人们就有能力继续觉察。那时候就可以问自己：我刚才为什么掉进去了呢？我在乎的是什么？我是想要得到什么？当你开始觉察的时候，自我成长就开始了。

曾经有人问我："嘴上说原谅了那个讨厌的人，但每次见到他，内心还是会感到厌恶。这样的感受如何破除？"

心理学上有一个名词叫投射，简单地说，就是把自己内心的愿望或想法放到别人身上。我们大部分人都会去指责别人，看见别人很讨厌，他说的话、做的事都让你觉得很讨厌。其实这都是我们自己内在的投射，我们自己身上有这些我们不接受的特质，但我们不能攻击自己啊，怎么办呢？那就去指责别人。

回到上面的问题，我们与自己拉开距离来回观自己：我到底在讨厌什么？我讨厌的那个人的行为真的是错的吗？我们往往会发现，原来问题的根源在我们自己身上，这个回观就是帮助我们看到自己内心的需求，看到自己，爱自己。如果我们放下二元对立，即非黑即白、非对即错的观点，回到我们自身，好好地陪伴自己，你会发现，我们以为的对未必真的是对，我们认为的错也不一定就是错。

爱自己，疗愈自己

每个生命出现在我们的身边都有它的原因，至于原因是什么，需要我们自己来探索。这个探索过程，就是你的内、外碰撞、整合的过程，也是自我成长的过程。在这个过程中还有一些非常典型的困惑，比如自己所做的事情，往往希望被身边的人看到并认可，如果没有，就觉得自己毫无价值，从而引起情绪的波动，觉得做事也没有意义。这时，我们不妨去看见自己那颗想要被认可、想要得到爱的心，看到那个有需求的自己，然后抱抱自己，对自己说："亲爱的自己，我看到了你，你已经很棒了！我爱你！"

我们这样深深地爱自己，抱着自己，疗愈自己，给自己足够的认可和能量，就会明白认可都不在外面，而在我们内心。我们认可了自己，外界对我们认可与否就不重要了。

每个人都是自己的心理咨询师，每个人都是自己的人生导师。当然，当我们生命状态实在很无力的时候，也一定要去求助，向心理咨询师、身边的亲朋好友、家人等求助，这也是必经的路。但是，解决问题的最终办法，一定是回归自己，成长自己。

二、学会看见自己，是成长的阶梯

首先，我们要学会看见自己，有一句话叫：人贵自知。我们真的自知了吗？我们渴望被看见的那颗心，被我们自己看见了吗？安定下来了吗？当我们看见自己以后，才能学会包容别人的评判。

我们身边有很多人，特别喜欢去提醒他人，但是几乎所有的人都是不喜欢被提醒的。被指点的感觉就像被说教，很不舒服。而一旦提醒别人，无形中就把自己立在一个高位，背后的潜意识就是：我比你优秀，我有权利指导你。其实这是一种评判，当我们被评判的时候，会看到对方那颗傲慢的心，就会心生厌烦与抗拒。这时就需要训练我们的包容心，如果我们有足够的能量去包容这个所谓的评判，这个评判就不存在了，也就不能对我们产生影响了。

其次，要学会打破执念，接纳真实的自己。很多时候，我们拒绝自己软弱，拒绝自己不开心，拒绝自己不优秀。我们生怕那些所谓的不为人知的事情被人知道以后，我们就不安全了。但人性是有很多面的，我们接受自己的真、善、美的同时，也要接受自己偶尔犯的一些小错误，或者说，一些小小的邪恶，这些都是我们自己，是我们作为一个人真实的一部分，都是被允许的。我们生活在这个世界上，经常想将自己有光环的一面给别人看到，却不敢把自己灰暗的一面显露出来。

以前的我也是这样，总是想把自己最好的一面露出来，觉得自己很光鲜靓丽，觉得一切都必须很好，但是事实并不是如此。曾经发生了一个重大事件，让我陷入了低谷，让我无法在那个当下面对，甚至有那么一刻，我觉得应该离开这个世界，当我从这个念头抽离出来的时候，我被自己吓了一大跳！

我很感恩我的家人，他们是我内在最大的支持力量，当时的领导和朋友给了我足够的社会支持，让我有勇气去面对一切变化。后来我又通过学习，找到了心灵成长之路，慢慢地看见了自己。

我看到，以前我是不认可自己的，即使只有一点点小瑕疵，我都会立马把自己否定。也许那件事情做得并没有那么差，那么糟，但我会给自己很深的否定，指责自己，批判自己。再加上外界指责的声音，我受到了双重的指责。当我开始学习接纳真实的自己时，我才发现自己个性中的这个特点，然后我放下执念，放下对自己的责备，接纳不完美的自己，发现其实一切真的没有我想象的那么糟。所以我们要学会接纳自己，允许自己就是这样的，承认自己可能不是特别优秀，但也没有那么糟。

在接纳的方法里，我们还要训练"钝感力"。适当的钝感力是我们赢得美好生活的手段和智慧。我们对生活具有钝感力，活在自己的世界里，按自己的信条生活，享受钝感带来的快乐，让钝感力帮助我们变得越来越坚强。当有人给我们评判时，我们可以不接受，即使此时我们还没有能力接受也没关系，我们可以先拒绝他人的指导，在自己的世界里待着，当我们有能量的时候，再接受他人的指导，这也是可以的，我们可以不要那么快就有反应。

活出自己的内在光芒——让能量流动

我们习惯了活在别人的评判里、言语里、眼光里……如果我们自己觉醒，活出自己内在的光芒，我们就会很有力量。就像现在，如果再有人想把我装到他的有色眼镜里，就不那么容易了。我会说，这是你的想法，跟我没有关系。这就是钝感力，也是界限，我们每个人都需要知道自己是可以有界限的。别人认为的评判，加诸我们的认知里，不是我们认为的，我们不需要完全接纳。

张德芬老师曾说过："亲爱的，外面没有别人，只有我们自己。"是的，我们看到的都是自己的投射，我们需要明白这一点。

一切都往我们的内在看，所有的发生都是在磨炼自己。我们慢慢成长，即使在这条路上会有磕磕碰碰，会感觉自己做得还不好，没关系，我们要允许自己暂时还不好，只有允许了，力量才会回来。如果一味指责，就会把自己往下戳，就没有了力量。我们不戳别人，也不戳自己。我们允许一切的发生，那么，能量就会不断地注入我们的身体，注入我们的生命。

我们还要学会把爱给出去，让能量流动起来。能量有正向的流动，也有负向的流动。前面提到，当我遭遇生命低谷的时候，我不断被指责、被批评时，我就特别痛苦、抑郁，整个生命能量状态也较低，那段时间里，我对自己非常不认可，把自己所有的一切都否定了，觉得自己一无是处。但幸运的是，我开始学习心理学，走在身心成长的路上，在成长中我看到了自己好的一面，发现自己原来也是有优点的，也是应当被认可的。

在身心成长的路上，我发现真正要面对的是自己。当我的内在强大了之后，我对那些所谓的不堪、那些所谓别人不愿意接受的东西、那个被低估的我、那颗掉下去想死的心，都愿意一一分享了。分享也是一种能量流动。我接受那是我生命过程中必经的一个阶段，我愿意让能量流动起来。在这个能量流动的过程中，我发现，能量也会进行转变，那些你曾经以为的负能量也可以变成正能量。现在，我再讲到我曾经的负能量时，散发出来的就是一种正能量，因为我觉察到自己，我看到自己心里那一颗想要付出的心，那颗充满爱的心。

所以当我们有能量的时候，我们可以传递出去，即使当下我们没有力量，也依然可以给出去。比如说我们缺爱，那我们就给出爱；我想要被表扬，我们就先表扬别人；我们缺什么，就先给出什么。有人说，我自己都缺少这些，怎么给啊？要知道能量是流动的，只有当你开始给出去，主动让能量流动的时候，才有能量回流到你这里。不管多少，只要你愿意开始付出，能量就会流动。我们内心的能量就会慢慢扩大。

等有一天，你回过头来看发生的一切，不管在别人眼里是好的还是坏的，都没有关系，这一切都会成为我们生命的礼物，会成为我们一直向上的阶梯，让我们走在生命成长的路上。

三、三个小技巧，助你提高看见的能力

给大家分享几个小技巧，帮助我们更多地觉察、看到自己。

当我们感觉特别难受的时候，请马上停下来，找个安静、安全的

环境，让自己舒服地坐下，把脚放好，闭上眼睛，把手放在胸口，感受自己的心跳，去感受当下自己的情绪，找找影响情绪的原因。

其次，我们也可以用"观息法"，以呼吸的方式来平衡内心的情绪，提升自我情绪管理能力。心理学上，专注于呼吸是身心一体的练习，可以让分离已久的身心开始融合，消除内在思想的对抗，回归本真的自我。

我们还可以关注自己的心，想想自己未被满足的需要是什么、自己渴望的是什么。当你看到自己的内在需求时，就好好地拥抱自己，给自己力量。这些都是陪伴自己很好的方法，陪伴多了，你就会有能量。

如果你还是觉得特别难受，可以去山顶、去海边，去大吼，吼出来之后，你会觉得轻松许多，这时你再回来观察自己，想想自己刚才怎么了。一定要把坏情绪清理完了，再去看自己需要什么。需要被爱，还是需要被看见？看见了自己的需求，问题就有了解决的途径。

我们一生都在成长，借外修内，即借由外在的人、事、物，以及内在的情绪症状来看见我们自己。当一切都回归我们自己身上，我们弄清楚我们的内在，那么在自己不舒服的时候，才能好好地陪伴自己。当我们的状态不好，能量很低的时候，请放下所有事，用足够的时间陪伴自己，能量就会慢慢地回来，你对自己也会有更清晰的了解。再往深处探索，你会发现：哇，原来我可以这么厉害！最后让能量流动起来，在流动中修己达人。

借外修内，更好地看见自己，能看见的不只是眼睛，还有我们的心灵，我们的心深深地看见自己，深深地爱自己。让我们相信，一切都是最好的安排。

作者：潘灵芝

第二节
让关系为你的生命品质服务

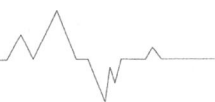

前一节我们分享了如何进行自我成长，这一节我们分析下很多父母的困惑：青春期的孩子不知怎么就变得"不可理喻""嚣张乖戾"？他们是从什么时候开始与父母之间有了一道深深的沟壑？如何帮助孩子顺利度过青春期，帮助他们建立良好的人格品质是家长们迫切关心的问题。

生命如同一条河流，不同年龄阶段生命的河流有着不同的角色，我们可以通过对生命的审视旁观、自觉完善，来建构充满爱的生命关系，进而享受生命这一爱的礼物，慢慢走向生命的成熟。在孩子的成长过程中，甚至整个人生中，关系是一个永恒的话题。关系中的全人教育——生命教育的目标就是让一个人真正成为"我自己"，培养"独立人格"。因此，生命教育归根结底是生命关系的教育，爱的教育。

在孩子需要的关系里，有三大支持系统：家庭支持系统、学校支持系统、自信和自尊系统。三者形成平衡的正向能量学习系统，决定着孩子生命品质的构建。

一、家庭支持系统是孩子成长的基础

中学生的生活方式、心理模式深受自己家庭关系的影响。疫情中，我们看到很多家庭的亲子关系出现了很多问题，有的亲子关系甚至可以用"剑拔弩张"来形容。

这里要提醒家长们，当我们发觉孩子出了问题时，不要将责任全部归咎于孩子的青春期心理特质。聪明的父母会回观，父母身上出了什么问题，确切地说，家庭关系上出了什么问题。因此在生命成熟的关键环节，我们不仅要建构良好的家庭关系，更要防止家庭成为滋生仇恨、误解、伤害的源头。

健康的家庭关系是生命成熟的标志

（一）父母与子女的亲子关系

"家庭关系生了病，症状出现在孩子身上"是很多问题家庭中呈现出来的现象。父母自身是问题中人，却期待孩子能够完美，符合父母的心理预期。实际上，父母的这些心理预期往往是他们自己也很难做到的，但是却要求孩子做到，当孩子能量不足时，由于对父母的恐惧，他们会努力达到父母的预期。但这时孩子的心理是不平衡的，或者口服心不服，到了青春期他们的能量增加时，便会以叛逆的形式表现出来。而这种时候，父母又往往会说是孩子不听话了。对于中学生的生命教育，父母应放下身段，不能做高高在上的人生导师，而是要自我反省，与孩子共同成长；不仅要去接近、理解孩子的感受，同时也要扪心自问：自己对孩子的爱是否扭曲，有没有造成伤害。

心理咨询师武志红《为何家会伤人》这本书出版后，引起很多共鸣，原因在于他直面家庭问题，以及养育方式不当对孩子造成的伤害。

虽然事实不完全如他所言——"没有父母不爱自己的孩子"是"谎言中的 No.1",但是,父母不恰当的爱给孩子造成的伤害,却是无法回避的事实。

走向生命成熟的标志在于孩子能否与父母建立健康的关系。父母与子女是一种爱的关联,但是当爱的链接被扭曲,对任何一方而言,都是一种伤害。当亲子间的情感链接由爱生恨,更是对双方生命关系的折磨与破坏。因此,学会修复、化解乃至恢复亲子间的情感链接将是成熟生命关系的重要标志。亲子这种基于血缘情感链接的生命关系是其他所有生命关系的原始模型。这意味着,如果没有处理好父母与子女的生命关系,其他任何生命关系都需要不断去修复、化解与重建。

(二)兄弟姐妹间的手足关系

随着国家生育政策的变化,很多中学生面临着从"独生子女"到家庭中的"老大"的转变,这种新型的手足关系对于父母和中学生而言,都是一种新的生命关系体验。还有一些重组家庭,使没有血缘关系的两个人成了兄弟姐妹,这对彼此也是一种新型的生命关系。这些新的生命关系都面临新的问题。

首先是爱的剥夺问题。独生子女已经习以为常地认为,父母及祖父母的爱都聚焦于他一人。但是,弟弟妹妹的出现"剥夺"了原本独属于他的爱与关注。这让他如何忍受?对于中学生而言,本来就处于青春期心理成长不稳定阶段,又遇此"横刀夺爱",只会加剧原有的叛逆与不满。兄弟姐妹的关系往往指向父母与子女的关系。如果父母处理不当,就会引发青少年对父母的不满、心理失衡甚至敌意。从青少年角度出发,需要重新建构家庭关系,重新认识不同的生命关系,亲子间需要进行互相调适、心理修复与关系重建。

组合家庭中的新型生命关系对父母、子女更是一种考验,克服考验的良药就是"爱"——父母对子女的爱、子女对父母的爱,以及子女之间的爱。彼此之间需要不断去表达爱与信任，这样在任何生命关系遭遇破坏或遭遇新型生命关系的时候，才可以相互取暖和保护。

大量的事实证明，健康的家庭关系更利于孩子建立健康的学校关系和社会关系。

二、学校支持系统是孩子发展的助力

学校是家庭的延伸，也是社会的缩影。良好的家庭关系有助于孩子更好地融入学校生活，建立良好的师生关系和同学关系。学校除了对学生进行知识教育，还应积极关注中学生的生命教育，引导学生养成独立人格、形成健康的生命关系。

（一）师生关系

老师一般擅长专业教学，他们对于青少年心理发展的认识并不够专业。当学生心理问题日益严重的时候，他们往往由于缺乏相关知识而无能为力。不能说这都是某一方的问题，而是学生、家长与老师共同的责任。

师生关系作为中学生重要的生命关系，不能简单地仅传授知识，也需要建立有爱、善意、信任、健康的师生间生命关系。建立良好的师生关系，关键是要融入爱与信任，其实老师同样面临重要生命关系的重建。这需要老师进行观念转变，自我成长，并尝试去直面现实、了解学生，这是一种初步的和解，也是建立良好生命关系的基础。

（二）同学关系

在学校，同学关系是中学生人际关系最重要的组成部分，是中学生人际关系的主体。良好的同学关系有助于同学之间的信息交流、情感沟通和学业提高，有助于中学生心理健康的维护。

在这段生命关系的建立中，如果学生自身具有的良好性格特征，以及如热情、真诚、善良、幽默、开朗等有利于增强人际关系的吸引力，在同学交往中往往能掌握主动权。而不具有这些性格特征的学生在同学交往中容易处于被动地位，陷入同学交往的困扰中。学生性格的形成与家庭关系密不可分，因此老师和家长都需要关注孩子的同学关系，对有困扰的学生给予必要的指导。时刻关注学生的人际交往，能有效避免校园霸凌，帮助孩子发展良好的社会交往能力。

在这样一个充满激情与可能的生命阶段，教育、家庭以及生命关系是不能忽视的问题。因此形成一贯且持续的生命教育，能帮助中学生完善并逐渐建构成熟而健康的生命关系。

三、自信和自尊系统：身心的全人教育

每一个生命都是一个神圣的礼物，不仅是父母生命之爱的结晶，也意味着上天赋予的独特的生命尊严。我们需要帮助中学生认识生命、接受生命，并珍惜自己和他人的生命。这样，他们才能自觉培养理性规则意识，以合适的方式表达情感，形成自己的独立人格。

身体与心灵同样需要爱

（一）爱这独一无二的身体

中学生处在身体迅速变化时期，这时身体有较高的免疫力，而且有较强的适应性。从生理角度而言，这是一生中较为健康的阶段，也是他们需要更进一步认识自己的身体的时候。这一时期身体机能较好，要养成良好的生活习惯，增强运动，并防止意外伤害的发生。在这一时期通过发现、发掘与自觉培养，能更容易增强中学生的自信。

在这个阶段，家长需要帮助孩子接受自己的身体。首先要接受自己的平凡，但平凡并不等于平庸。并不是每个人都有某一方面的特长，

但我们可以让许多方面成为走向"卓越"的备选项。其次是建立独特的对美的追求。中学生对于美的追求开始强烈，但要让他们明白，美并不仅仅是外在的，更在于自己对于"美"的认识以及追求。每个人的身体都是独特的，因此，接受自己的身体，便是接受自己的独特性，基于自己的独特性去追求美，是对自己独特性的实现、提升和完善。

在这个阶段还有重要的一点，就是让孩子们学会爱护自己的身体，并且把爱护自己的身体作为一种底线与法则来遵守。对身体的爱护，既要养成良好的作息习惯与勤于锻炼的生活方式，也要自觉抵制可能对身体造成损害的各种行为，始终保持对生命的尊重和热爱。对身体的嘘寒问暖，实际上表达了心理层面的关心、牵挂与爱护。在此基础上，我们将更进一层，直接关注人的心灵。身体是心灵的居所，心灵是人性的特质。

（二）陪伴青春期孩子的心理成长

中学生的心理处于狂风骤雨期，不仅仅表现为情绪反常、易被激怒，而且多愁善感、心思多变。这一时期的孩子常被贴上"逆反""叛逆"的标签。但是这个时期的孩子更需要我们给他们信心，让他们知道父母能理解他们此阶段的"特别反应"，并愿意与他们一起面对，陪着他们一起度过这个特殊时期。

在这个阶段，孩子自我意识的确立和未成年人的身份是一个巨大的冲突，因此与成年人之间关系的调整与重塑是青春期的必修课。家长与其一味埋怨孩子的逆反，不如欣然面对。在这个过程中家长如果比孩子具有更大的主动性和责任感，就能帮助孩子很好地建立对自我的认知，既要给孩子们成长的空间，又要不动声色地为他们修正可能出现的偏差。

（三）心灵成长的支持

作为独立的生命体，青春期的孩子需要保护自己的隐私，守护自己的秘密。《中国教育报》上曾有一句话："硬性了解孩子秘密的家长，是不会尊重孩子的家长。"因此只有在尊重的基础上，才能与孩子建立信任感，让孩子愿意与家长谈心，建立良好的生命关系。

要知道，青春期的真正压力在中学生自身，他们可能是痛苦的体验者、承载者，而且处于力不从心阶段。他们向往着独立，却无法脱离对父母的依赖；渴望自由，却无法摆脱没日没夜的学业；期待被认可，却无法弄清真正的方向；爱美喜乐，却弄不清何谓美、何谓乐；多愁善感，却不明白何谓真情感。

这时候我建议家长们，请尽可能地理解你的孩子，即使不能接受孩子的某些想法，也可以表达理解，告诉他你懂得他的想法，明白他的感受，理解他的行为，为孩子提供一种协助，与之共渡生命历程的困惑阶段，帮助其走向生命成熟。

生命的成长不在于没有苦恼、焦虑和纠结，而在于对自我的心理历程、生命情境、问题源头有着某种清醒和自觉，由此培养一种生命的复原力。心理的复原力，如同生理的免疫力一样，并非是不再遭遇病痛，而是无论身处何种情境，总能看到希望，无论面对何种困扰，总能自我修复的能力。

（四）审慎择友，青春有伴

身体与心理都是有极限的，因此需要建立自我的身体和心理的边界。构建心理边界的一个要素是学会心理舒缓和开放自我，学会沟通。这并不意味着中学生不需要坚守隐私，而是意味着，中学生要学会将自己的隐私与值得信任的人分享，为自己的心灵世界开一扇窗，呼吸新鲜空气，与外界沟通。当隐私有了释放渠道，便不再有阴影和心理痼疾，从而获得心灵深处的交流、强化与分享。

中学生要学会审慎地选择心灵朋友，不能轻易将自己的秘密透露给一般的朋友，这是一种自我保护，也是对自己心理隐私的尊重。同样地，当孩子向父母诉说私事的时候，父母要珍视那种深度信任，并要有承受秘密的智慧与雅量。

中学生的心灵之窗可以有多种渠道去寻找阳光，比如写日记。这就是一种情绪释放和发泄的方式，更是一种与自我的沟通，对自己的诉说。父母或任何人不可以未经允许翻阅孩子的日记，这是对孩子隐私的尊重。

心灵之窗，是孩子度过"青春期苦恼"的关键。中学生自己要慢慢学会独立，为自己开启心灵之窗。父母或许不会成为孩子的心灵之窗，但是至少不要成为关窗人。只有中学生自己开启了心灵之窗，他们才能逐步形成自己的独立人格。

四、个体生命成熟的标志：独立人格

生命教育的最终指向是协助孩子成为成熟的生命个体，拥有独立人格。他们需要聆听理性的声音，为自己寻找方向；聆听自己，为自己寻找出路。孩子要走的路，我们可能不会触及，正如同我们走的路，我们的父母也不曾走过。

服从理性就需要学生从多种角度看待问题，学会辩证地分析和解决问题，随时都要有平衡乐观的心态，做到遇事不慌，处事不惊，主动适应社会变化，使情绪向正确的方向发展。

服从理性不代表压抑情感，而是更好地表达情感，享受情感。中学生往往多愁善感，但是，如何避免情感欺骗与玩弄？如何表达爱又不伤尊严？如何婉拒而又不造成仇恨？如何表达委屈而又不至于自暴自弃？这些都是孩子在成长过程中有待学习的事情。

生命成熟是一个较为漫长的历程，需要孩子逐渐学会聆听理性声音、独立判断，以适当的方式表达情感，学会去爱，同时又能够坚守底线与人性尊严，从而养成独立的人格。

生命成熟的核心标志是独立人格的养成。生命成熟的人是独立的、自主的、自由的，同时也是理性的、富有情感的，不仅能自觉做对的事，而且能够对错事说"不"。

独立人格让孩子们逐渐学会建构与他者的生命关系，让他们在不同的生命关系中，去思考与品味善与恶、是与非、真与假、美与丑。

五、在爱的生命关系中建构幸福人生

爱的生命关系指向自我生命的圆融。爱的生命关系，首先表现为对自我生命的珍视与尊重。这意味着孩子需要主动去了解自己的生理特点、心理特点，并去呵护、修复与完善这些特点。其次表现为孩子开放自我，慷慨对待他人，建构健康的"生命关系"，在爱的"生命关系"之网中享受生命的圆融。再次，面对自然、其他生物形成一种爱的链接，善待其他生命体，同时丰富自我的生命关系。最后，对于超越生命者能够有所敬畏，进而形成生命的境界提升与陶冶。

爱的生命关系是生命教育的最终指向，指引我们在爱的生命关系中尊重生命、珍惜生命并享受生命。

作者：张永超

第三节
只有相信自己，才能超越自己

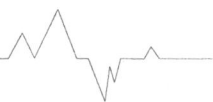

从 2020 年开始，新冠肺炎疫情持续影响着人们的生活。人们发现除了控制传染源、切断传播途径、隔离感染个体、保护易感人群外，最好的防疫方法就是提高人体自身免疫力。我们可以通过医疗手段和加强锻炼来增强免疫力，但更重要的是提升心理健康，俗话说"药补不如食补，食补不如心补"。

一个人最大的敌人就是自己，除了你自己谁也不能把你打倒。只有相信自己，才能超越自己。在这次疫情中，我们就是运用了心理能力，帮助更多的人提高免疫力，战胜疫情。

一、心理潜能的力量：自助助人

曾有过这样一个故事：两个人都怀疑自己患了癌症，检查结果表明一个正处于癌症初期，另一个完全正常。但是医生不小心把两个人的检查结果给弄反了，结果是一个人闷闷不乐，认为自己必死无疑，另一个人很庆幸自己没有患病，因此每天高高兴兴。几个月下来，检查时得癌症的病人已有所好转，本来没有得癌症的人却因误诊丧失生存的希望，精神状态极差。

大量事实证明，绝症幸存者的共同特点，就是具有坚定的信念，坚信自己的康复能力。科学实践也证明，精神因素与人体内在免疫力的高低密切相关。积极的心理状态能增强大脑的功能和整个神经系统的张力，使抗病能力大大提高。信心能极大地活跃体内的免疫系统，增强自身的抵抗力和康复活力；意愿、信心还能充分地调动机体的巨大潜能，通过调整代替补偿，使细胞和组织的功能结构与代谢正常，各器官趋于协调，使机体建立新的平衡。

我曾经得过很多病。虽然我是护士，有医院的良好资源，却没能治好自己的病，后来工作受到影响，我只能选择病退。在无法通过医疗手段达到健康的情况下，我开始接触其他领域，最后通过心理学找到了方法。我的身体状况发生了翻天覆地的变化。心理学不仅让我自己变得健康，还让我成为一名实战派心理咨询师，帮助更多的人获得身心健康。

疫情期间，大众的心理出现了应激、焦虑、抑郁状态。起初人们对疫情的救治偏重于躯体疾病，而忽视了心理健康，从而造成疾病的恶化及诸多社会问题。因此我们心理学界也积极行动起来，多支心理咨询师队伍进入危机干预领域，为人们提供心理援助，帮助人们从危机中找到生机。虽然参加疫情心理服务的咨询师们采用的咨询技术不尽相同，但都是本着助人的初心，用心理学帮助人们建立自身免疫力，合力抗疫。

二、最好的咨询工具：咨询师

在疫情的特殊情况下，摆在我们面前的第一大难题，就是咨询师如何与需要帮助的人建立连接，建立一种服务关系。只有当来访者或需要帮助的人和我们建立了良好的信任关系，我们的服务才能顺利地进行下去，给予更大的支持。

如何快速有效地建立关系

在建立关系之前，我们要澄清一个问题：在我们为别人服务的时候，是技术起的作用大，还是咨询师作为一个人，他的爱起的作用大呢？相信每一个咨询师都会认同，在与来访者，与需要帮助的人提供服务时，爱是主要的，技术占很少的一部分。咨询师拥有哪个专业的技术不太重要，重要的是我们内在的那份爱，这才是我们咨询治疗的核心，也是服务于人的核心。

咨询师对自己的觉察是开始工作的基础

欧文·亚隆在《给心理治疗师的礼物》一书里曾提到过，"心理咨询师最好的工具就是你自己"。所以咨询师的首要工作就是先整理好自己，让自己安定下来，喜悦起来，然后带着稳定的、积极的状态进入工作。咨询师面对来访者或有需要的人，应当给对方传递这样的信息：如果你有需要的话，我能支持到你。

其实这也是咨询师在支持来访者的过程中，对自己进行觉察、进行修通的过程。在这个过程中，咨询师也要保护好自己。保护自己最基础的一点就是要做好客观的自我评价，对自己的感受要敏锐，对自己的能力要清晰，给自己做出准确的定位。绝不在自己状态不稳定的情况下，做超出自己能力范围的事。简而言之，咨询师能为别人提供服务的东西一定是自己所拥有的，如果咨询师自身没有，是解决不了别人的问题的。举个例子，如果咨询师是一个内心存在恐惧的人，他给别人咨询的时候说"你不要害怕"，那是做不到的，和来访者也不可能做到连接，没有连接就无法对来访者产生作用。著名的心理治疗师萨提亚曾在一首诗里写道："请不要爱我，如果你不爱自己的话。因为你没法给我，你自己没有拥有的东西。"

如果咨询师是稳定、开放、包容的，那么他待在自己的位置上，就可以支持到来访者。对于来访者而言，将咨询师放在一个弱者或助人者的位置上，来访者更容易对咨询师产生期待与依赖。

但是作为咨询师，我们需要以平常心去看待来访者，看到在他的生命中发生了一些事情，这些事情的发生都是正常的。他现在突破不了的事情需要我们陪他一起去看到，我们帮助、引领来访者去看到在他的生命中有哪些资源能帮到他，帮助他们看到自身本就具有的勇敢与智慧。这个时候，我们彼此之间是自在的，相互之间是信任的。在我们眼里，来访者不是他以为的有问题的人，而只是暂时困在一种情绪中没有找到出口，这个时候来访者的心可以敞开，对我们有信任感，就和我们有了连接，我们就可以影响到他，帮助到他了。

三、增加心理能量，用生命影响生命

说到影响，用生命影响生命是咨询的核心。作为一名咨询师，如果我们自己是开放的、包容的，那么来访者在我们面前，就会有一种被接纳的感受。他会信任我们，这个时候我们才能为他进行服务。举一个例子，我有一个学员，她说她很多年来都不会哭、不会流泪，即使是她的儿子掉进黄河里淹死的时候，她都没有掉过一滴眼泪。大家想想，这是怎样一个硬心肠的人啊，她为什么连哭都不会了？但是她参加我的课程时，眼泪能流出来了。她告诉我，那一刻不需要我对她说什么，我理解了她，我内在的稳定和包容给了她安全感。她一直不能流动的情感就被溶化了，她多年压抑的情绪终于可以宣泄出来了，那一刻她就被疗愈了。咨询师这种无为的状态，和来访者发生了最佳的连接，支持就开始了。

看见并陪伴来访者，咨询已经成功了一半

我们和求助者建立了信任关系之后，他愿意把自己交给我们。当来访者敞开心扉的时候，我们应该怎样去服务他们呢？要提醒所有咨询师一点，当一个来访者来到我们面前的时候，我们首先不是要帮他修复什么、做什么，或者为他治什么病、去除什么东西。我们只是建立了一种关系，他现在需要我们支持，我们正好有这个能力去支持他。支持他什么呢？咨询师要支持来访者去进行自我探索，帮助来访者看到他的生命中还有哪些资源是可以利用到的，再帮助他看到自己当下的状况是怎么阻碍他的。当我们帮助来访者看到自己的现状，看到自己的需求，看到自己生命的故事时，很多事情就开始发生，进而改变也开始发生。

咨询师不是要把自己的理念灌输给来访者，要求他做什么，教他学会什么方法，而是帮助来访者自己去发现卡点在哪里、需要做哪些事情，这样他的生命才能有新的流动、新的变化；或者说哪些资源对他是有帮助的，然后启发来访者，用他自己的能力和智慧，面对生活中遇到的问题。

在我的一次家庭系统排列课程中，一个妈妈领着儿子来做咨询，这个男孩在家里黑白颠倒，玩手机、不上学。妈妈为此很苦恼，不知道怎么办才好。

我为他们做了家庭个案排列，看到母亲的"代表"（家庭个案排列咨询技术中，用人偶来代表来访者以及案例中与来访者相关的人）紧紧追着儿子，而儿子则一个劲地逃离。

我让这位女士随便说些话，想说什么都可以。她说出来的都是对老公的不满，比如说他喝酒、不干家务、脾气不好，等等。

在她描述的时候，儿子的头埋得更低了。这时候我们咨询师要做的一件事情，就是跟她连接。我说："我觉得你真是很了不起，这是我的真心话，你居然能和这么差的人一起生活这么多年，而且还生儿育女。"她开始有些吃惊，我接着说："我把我看到的东西说给你，你确定一下我说的是'是'，还是'不是'？"她就开始静静地听我说，我对她老公的"代表"说："谢谢你让我做了母亲。"她的眼睛马上有了变化，点了点头，表示"是"。当我回头再看她的时候，她看了一眼儿子，一下子就扑到那个老公的"代表"怀里去了，就是这句话让她看到自己的资源了，她把这非常重要的一点忘了：老公和她是一起的。

等她平静下来，我又对她说："我看你把儿子追得紧紧的，你爱不爱他？"她说："爱。"我问："你这个儿子是从哪里来的？你一个人可以生下他吗？"她说："不可以的，不可以的，是我和老公生的。"她抱着老公的"代表"哭，她老公的"代表"也哭，他的孩子就变得挺胸抬头了，而且腰板儿直直的。

人类最基本的欲求之一就是得到他人对自己情感的认可和接纳，这种认可和接纳一旦发生，这个家庭的爱就快速地流动了。我们发现，一旦情感流动起来，很多以前以为的问题就不再是问题，来访者可以自己找到自己的能量来解决问题。

四、最好的免疫力：学点心理学

目前，人们对心理学的认识和应用有些不足，因此疫情中人们才出现较多的心理问题。如果大家能认识到心理学对一个人究竟有哪些好处，我们就可以在自己的生活中运用一些心理学知识，帮助我们在遇到危机时能从容面对。

曾有人问我："人什么时候需要心理学？"我们的身体需要饮食才能健康，那我们的灵魂或者是我们的心灵需要什么呢？这个问题的答案就是心理学。心理学在我们的生活中无时无刻不在服务着我们。不管什么人，不管什么时候我们都需要心理学。

学习心理学对每个人的生活都有好处

心理学一词来源于希腊文，但并不神秘，其实心理学与我们传统的智慧是相通的，都有一些可操作的方式被我们所用。在哪些情况下需要求助心理师呢？是不是求助心理咨询师的都是"有病"的人呢？需要澄清的是，当我们遇到一些现实问题，引起了情绪困扰，造成内心冲突，但通过自己的努力，还是没办法摆脱困境的时候，就需要求助心理咨询师了，这不是"有病的人"才需要的。职场人际关系与压力、婚姻恋爱问题、亲子沟通等问题也可以寻求心理咨询帮助，这对每一个人来说都是有好处的。

那么疫情期间的哪些事情，会对我们的身体有帮助，对我们的免疫力有支持呢？或者说我们怎样才能让自己变得身心安定、情绪乐观？提升我们自身的能量，这会对我们的免疫力有很大的帮助。心理学帮助我们增加免疫力的方法大概归纳为以下五个。

1. 诚实面对自己，我们当下是什么样的感受，我们就把它真实地说出来。比如我恐惧，就对自己说我恐惧；我紧张，就对自己说我紧张，我有什么感受，就诚实地把它表达出来。当我们把这种感觉表达出来的时候，我们可能会流泪或者有别的反应，这是情绪的流动，也是能量的转化和流动。之后我们的身体就会变得轻松、有力量。

2. 每天摸摸自己的心，对自己说一些真心话、暖心话、贴心话和肯定自己、赞美自己的话。我们说这些话的时候，留意自己的感受，会有欢喜、愉快的感觉。

3. 选择自己喜欢的音乐，随着乐曲舞蹈。这会让我们的身体变得灵动轻盈，内在能量提高，免疫力自然会提高。我之前是一个身体比较僵硬的人，学了心理学以后发生了很大的变化。我出去的时候，很多人会误认为我是一个舞蹈老师，因为我身体上充满灵动的力量。如果我们身体能灵动地舞起来，说明我们内在是喜悦的。灵魂是我们看不见的身体，身体是我们看得见的灵魂，内在的心灵的状态，会通过自己的身体呈现出来。

4. 每天对着镜子看一下自己，对自己说"我爱你"。我们现在可以练习一下，对自己说一声"我爱你"。看一下自己会有什么反应？感受一下我们的心理是什么情况呢？我想你肯定非常舒服、挺开心的。

5. 每天聆听自己的内在，看看我们的心里还想做哪些事情？做了哪些事情会让我们开心？带着这份觉知去做，慰劳自己，好好地爱自己。这些非常简单的东西，对我们来说可以给到很大的支持。

咨询师是助人工作者，是为生命服务的，我们服务好自己的生命，才能服务他人的生命。如果我们能去践行这五个方法，然后再把它分享给别人，我们应对疫情时就会容易很多，运用心理潜能，提升免疫力，帮助人们渡过难关。

作者：王桂荣

第七章

生活智慧，给柔软的心披上一件铠甲

第一节
你还在"心理裸奔"吗？

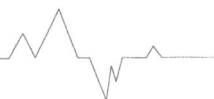

新冠肺炎疫情暴发初期，电视、广播、网络，到处都是新冠肺炎疫情的消息。面对新冠病毒的肆虐，在众多不确定与负面消息的裹挟下，很多人都产生了不同程度的负面情绪，甚至有人因为疫情导致工作与生活压力过大，造成急性应激反应，在生理和心理上都出现了一些问题。新冠肺炎疫情，已经成为了全社会的心理负担。

一、负面情绪的外部原因

和以前的生活相比，疫情期间的一些特殊变化，是导致一系列负面情绪的外部原因：

1. 突发的疫情打破了常规。我们平时的生活大多是有规律的。上班下班，吃饭睡觉，我们在每个时间段该做什么都已经形成了习惯。而疫情期间，很多人的生活规律被打破了，变成了一个被动的模式，我们失去了掌控感，生活变得不确定，所以很多人不能适应并出现一系列负面情绪。

2. 舆论大轰炸。大家都知道，疫情期间无论是媒体还是日常聊天的主题，几乎都离不开疫情，就连过年也是围绕着这个主题。当一个话题从四面八方，源源不断地进入人的感官，就造成了人们的各种不适。

　　3. 不确定性。病毒看不见、摸不着，而人类天生喜欢掌控感，掌控能带给我们安全感。可是疫情随处可见，又无处可寻，人就会有一种失控感。尤其是敏感内向、安全感低的人，他们面对不确定的事情时，会表现得比一般人更恐慌，总是怀疑自己会感染病毒，甚至出现一些身体的不适。

　　基于以上这些特殊原因，我们出现一些负面情绪是非常正常的，而且这个大环境是人人需要面对的，也是我们无法改变的。

二、负面情绪的内部原因

　　为什么同样面对疫情，不同的人受影响的程度却大相径庭呢？这其实可以说明一个问题：外部环境对我们的影响，只是一部分原因，导致我们情绪变化的，还有我们内在的原因。

　　接下来，我们从心理学的角度对情绪做一个梳理，看看除了以上提到的外部原因，还有哪些内在原因会导致我们出现负面情绪。知道了这些情绪的内在来源与应对方法，我们就可以为自己披上一层铠甲，避免负面情绪对我们的伤害。

　　疫情期间的负面情绪，比较典型的是焦虑和恐惧。焦虑是对未来还没有发生的事情的一种担心。其实焦虑本身并不是一件坏事，往往聪明又负责任的人比较容易焦虑，因为他们有责任心，要求高，才会担心事情不能达到理想的状态。恐惧是一种深层的情绪，每个人内心或多或少都有恐惧情绪。恐惧是人类自我保护系统中，一种避免我们身心受到伤害，非常有用，也非常有效的情绪。比如因为对死亡的恐惧，我们会采取更加健康的生活方式。

从生物进化的角度来说，焦虑和恐惧是有利于人类生存与发展的。得克萨斯大学心理学家克里斯汀·奈佛博士说：几千年前，我们的祖先围坐在篝火边聊天的时候，那些积极乐观、放松随意的人，会比那些负面思维比较多、紧张戒备的人，更容易被野兽叼走。所以，负面情绪对我们的保护，早已记录在人类的潜意识中。为了生存，我们天然地倾向于关注负面情绪。

三、负面情绪的危害

负面情绪对人类的生存有帮助，对人类的幸福却毫无益处。人们感受到不舒服的时候，会本能地与那些不舒服对抗并试图改变，这是人之常情。但是这种对抗在现实层面会保护我们，在心理层面却有可能对我们造成更大的伤害。

比如，我们面对现实世界的危险时，本能的反应是战斗、逃跑或者是僵住不动，直到危险过去。然而，如果危险是来自于我们的内在，当遭遇负面情绪攻击时，我们还是这种本能反应，战斗就变成了自我批评，逃跑就变成了情感麻木，僵住不动就像大脑被卡住了一样，一遍又一遍地问"为什么是我？""为什么这件事会发生在我身上？""我没有错，他们为什么这样对待我？"……当我们与负面情绪对抗的时候，负面情绪会愈演愈烈。

这些没有经过疗愈和处理的负面情绪会一直储存在我们的潜意识和身体细胞里，成为习惯性创伤记忆。我们储存的恐惧记忆，轻则像一根根细细的绳索，羁绊我们去体验更多、更美好的事物的脚步，让我们产生"这个我不敢尝试""那个我不想了解""这个我不愿意"诸如此类的消极心态；重则像一个囚笼，把我们的生命力与能量都圈固其中，使我们身心受困，迷失自己。

同时，当我们压抑着比较重度的焦虑、恐惧情绪时，就会对很多本来正常的事情感到害怕：担心自己会突然死去；担心孩子在路上会被车撞、出意外；担心家里的煤气没有关……总之，一遇到事情就不由自主地往坏的方面想，甚至有很多事情还没有发生，自己就已经焦虑到窒息了。

四、应对负面情绪的办法

如果这些负面情绪持续存在，对我们的心理和生理都会造成威胁。那我们该如何面对这些负面情绪呢？

首先，我们需要知道自己的负面情绪是怎么产生的，是什么时候产生的。没有任何一种情绪，任何一种感觉，任何一种疾病，是毫无缘由的。当我们知道了它们是如何产生的，才有可能知道该怎么与它们和解或者共处。造成负面情绪的原因有很多，但主要是源于婴幼儿、孩童时期，以及成年后的一些重大创伤性事件。比如被拒绝、被遗弃、被误解、被忽略、身体和精神上受到侵犯……当我们日后再次遭遇到外界的一些类似创伤事件中的同质性因素刺激时，创伤体验就会开始复演，潜意识为了防止我们再次受到伤害，就会发出焦虑、恐惧等负面情绪来提醒我们做好防御。

其次，我们需要对负面情绪有一个正确的认识。以恐惧为例，恐惧分为两种，一种是真实的恐惧，另一种是情绪的恐惧。假如你站在马路上，有一辆车向你快速开了过来，眼看就要撞到你了，这个时候你产生的恐惧就是真实的恐惧。情绪的恐惧又叫印痕复演，是由于之前有过未处理的创伤经历，在日后相似的情境中，内心的创伤记忆被唤醒，也就是说，让我们感到恐惧的，并不是眼前真实的场景，而是内在不断重播的恐惧记忆。对于大部分成年人而言，更多的恐惧都属于情绪的恐惧。所以，在我们出现恐惧或者别的负面情绪时，可以不断地提醒自己，并不是现实世界真的太糟糕了，这个负面情绪只是在这个特殊的场景下，自己内心的某些记忆被唤醒了。

心理学有个观点：当你知道了原因，你就好了一半。当我们知道了为什么会出现这些负面情绪，我们就会更加客观地看待当下的现实环境与自己的身心问题。我们掌握的这些心理学知识，就是为自己制作的铠甲。我们要利用这件铠甲，来保护好我们的心灵，更加从容地面对当下的疫情，也在今后的人生道路上更加清醒、智慧地生活。

作者：崔京淑、李军

第二节
积极能量是个神奇的按钮

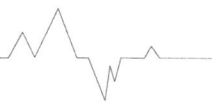

哪个地区又出现了感染者，哪个小区被封了，感染人数又增加了多少……疫情期间，经常被这样的消息冲击，人的情绪很容易出现波动，变得愤怒、焦虑、抑郁……我们把这种状态称为疾病模式。和疾病模式相对的，是健康模式。处于健康模式的人，总能关注到人的优势，他们接纳自我，追求幸福，内心充满爱与感恩。

积极心理学认为，心理治疗并不是疗愈心理疾病，而是积极能量的增强。积极心理学的革新理念就在于从疾病模式转向健康模式。我们只要调动起身体里面的积极能量，就可以让自己一键切换到健康模式。

一、积极能量在历史中的运用

"积极心理学之父"马丁·塞利格曼是美国心理学会的前主席，他把心理研究的关注点从负面转向了正面，因为在近百年的时间里，正面的、挖掘人类身上最优秀品质的研究少之又少，所以他的研究成果是一个具有革命性的创举。

马丁·塞利格曼刚刚上任心理学会主席时，有一天，美国陆军最高长官派人把他请到了五角大楼。当时美国的军队东征西讨、到处打仗，士兵们回到国内就闯祸、酗酒、打架、强奸，令长官们头痛不已。165万军人里有24.7%出现战后焦虑、抑郁、双向情感障碍等问题。165万的24.7%是多少人呢？那是40多万军人。美国政府花费大笔美金对军人进行EAP心理治疗，但依然没能解决这个问题。

马丁·塞利格曼当时的建议是，先用一个排的士兵做测试，挖掘他们身上积极的、正面的能量，来解决他们的焦虑、抑郁问题。但是这位长官很强势，他说："不行，博士，165万军人全部交给你，要立刻开始行动，并要在100天内看到效果。"马丁博士立刻调动了全国的心理学者、心理医生、精神科医生、心理咨询师、社工等，开始对165万士兵进行筛查摸底，开启为期三个月的心理测试和治疗。

在马丁博士对老兵进行心理干预的过程中，部队还在招募新兵。100天后发现，新招来的士兵与正在接受心理调整的老兵呈现出了完全不一样的状态，经过积极心理学指导的老兵发生了明显的变化，原来热衷于打砸抢、爱闯祸的捣蛋兵从原来的24.7%降到了15%，而且还在持续下降。

战争对于人类来说，是一场巨大的灾难。闯祸的士兵，由于在战场上遭遇了重大的心理创伤，出现了创伤后应激反应。一系列破坏行为，都是处于疾病状态的症状。而马丁博士所做的，就是帮他们把内心深处的正能量发掘出来。当正能量大于负能量的时候，他们自然会从疾病模式切换到健康模式。

二、积极能量在疫情中的运用

从这个案例我们可以看到，每个人身上都有积极的能量，只是很多时候，这些积极的能量隐藏在身体里，没能发挥作用。疫情期间，我们处于疾病模式，也是因为隐藏在身体里的正能量没有被发掘出来。我们可以试着用下面的方式，把我们身上积极的能量发掘出来：

1. 承认自己有负面情绪，并接受负面情绪。你承认自己会害怕吗？你承认自己焦虑吗？或者你在承认的时候却在不停地解释，"哎呀，我只是担心我的父母，我只是担心我的孩子"，意思是，与我本人没有关系。实际上这是在掩饰，因为我们不愿意承认自己在害怕。但是这样的掩盖会给我们造成不易察觉的压力，导致更大的负能量隐藏在身体里。

此刻，你可以问问自己，你现在最大的情绪是什么？如果你觉得是焦虑，就告诉自己，"我承认，我很焦虑"。然后你深深地吸一口气，再告诉自己，"我接受我的焦虑"。如果你感觉焦虑的情绪是因为工作压力太大，那你在心里告诉自己："我现在工作压力很大，我承认我的工作压力很大，我接受工作压力大带给我的负面情绪。"承认和接受是需要非常大的力量的。

2. 培养利他精神。眼睛只盯着自己的利益，围绕着自己在说事儿的人，各种正能量都会因为太关注自己而降低。能为别人着想、有利他精神的人，眼界开阔，思维广阔，胸怀宽广，幸福感更强。我们可以试着把注意力从自己的身上移开，看看家人，他们的情绪状态如何？我们能为他们做些什么？看看社区的工作人员，他们常常忙得顾不上休息，顾不上自己的家庭，我们怎么做，才能减少他们的工作量？有人为口干舌燥的社区工作人员端上一杯水，为夜晚站在冷风里的他们送上一件外套。做这些事情的时候，人与人之间互相传递的温暖会调动起人内心的正能量，提高我们的免疫力。

3. 调动积极信念。相信自己会是安全的，时刻告诉自己："我是安全的。"你相信自己会安全，你就会积极地为安全想办法，会做积极的事情。我们要相信，任何灾难都是一个过程，从开始到高潮，再到结束，它一定会过去，只是时间的问题。

4. 保持真实。不用假装坚强，你可以哭。我们从小受到的教育是男人不哭，要坚强；女人不哭，要独立。可是这么多年的心理学研究发现，那些应该哭而没有哭出来的情绪会压抑在我们的身体里，然后通过一些不健康的方式表达出来，可能会表现为脾气差、易激惹，也可能会表现为暴饮暴食，或者酗酒、抽烟……所以这里有必要强调一下，你可以哭，只是哭的时候要睁着眼睛哭，才会哭得有力量；因为你闭着眼睛的话容易陷在情绪里，所以要睁着眼睛哭，这是在释放，会给你一些力量。

5. 告诉自己，这是我学习的机会。每个事件的发生，都是要让我们学会一些东西。本次发生了这么重大的、影响全社会十几亿人的突发性公共事件，我们可以从中学到什么？这件事情要告诉我们什么？以后我们要怎么做？这是疫情带给我们的课题。

新冠肺炎疫情是全社会的共同灾难，每个人都或多或少受到它的影响。我们每一个人，都可以先从自身做起，尽可能地多释放一些正面的、积极的信息，让我们身边的每一个人都能感受到正能量。如此，大家心里那部分积极的能量都被调动起来，我们便会处于人生的健康模式。

作者：崔京淑

第三节
特殊时期，也可以开启全新生活

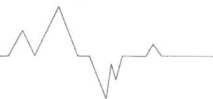

疫情期间，我们最大的心愿，就是疫情早日结束，开始全新的生活。那是不是疫情不结束，我们就完全没有办法过正常的生活呢？

其实只要我们留心一下，就不难发现，有一种人，在疫情期间，他们也可以从容地安排好自己的生活。这种人本身就是很健康、很开朗，状态也很好的人。遭遇突发事件和强大的工作压力时，他们也可能有一些心理或生理上的创伤，但只要经过一段时间的调整很快就会恢复正常。

从这部分人身上我们可以看到，疫情虽然给我们的生活造成了不便，但疫情只是外因，外因是需要通过内因来起作用的。

一、影响生活的心理原因

1. 对等原则。对等原则是一种心理现象。举个例子，比如飞机出了事故，造成空难，如果官方给出的原因是，飞机上一个小小的零件造成了飞机失事，民众是不买账的，因为这不是他们要的答案。那他们要的答案是什么？是跟这件事情相等同的重大原因。这样大家才觉得符合心理的标准。所以在对等原则里，如果你说是小小的事件造成的，那所有人都会继续探究，肯定还有更大的"真相"在后面，只是我们"不知道"而已。

在疫情期间，有很多小道消息就是利用了对等原则，人们热衷于寻求疫情背后的故事，所以各种各样的"故事"层出不穷，当负面信息越来越多的时候，很容易出现"替代性创伤"。

替代性创伤，是心理学上的专业名词。就像我们看电视剧一样，不知不觉就会被剧情里主人公的命运所感染，跟着他们一起流泪，一起欢喜，仿佛是我们亲身经历了一样。疫情期间也是这样，很多人看到难过的事，就跟着一起流泪，看到负面的新闻就跟着一起愤怒，不知不觉我们好像融入进去了。特别是敏感的人，在这种状态下他们进入得更深，更加感同身受，因此，就更加难以走出负面情绪。

2. 孤立感。人类是群居动物，喜欢资源共享、信息共享，相互联系。但在疫情期间，因为隔离在家里，人与人之间的关系好像被阻隔了。也许有人会疑惑，为什么家里有好几个人也会有孤立感呢？因为这种孤立感是这个家庭里共有的情绪，人们需要的是更广阔的环境、更多元的人际关系，因此隔离就会产生一些心理负担。

3. 不了解突发事件的心理周期，即不知道这种状况会持续多久。如果人们知道了期限，心里就会有底，负面情绪就会降低。其实面对任何突发事件，我们都会经历三个时期。

第一时期：警觉期。在事件发生后两周至一个月期间出现，从一开始不以为然、不在乎，慢慢随着事件的深入而不得不开始面对，进入紧张状态。疫情刚发生的时候，很多人没有注意到严重性，但慢慢地，感染的人越来越多，对自己的生活产生影响的时候，就进入了警觉期。

第二时期：抵抗和烦躁愤怒期。一般是事件发生 30 天后开始进入这个阶段。这一时期，很多人内心会出现生气、愤怒、担心、烦躁等负面情绪，开始追问："疫情到底什么时候结束啊？烦死了！""为什么一定要消毒啊？""为什么不能出去？""怎么造成这么大的社会影响啊！"……愤怒的情绪一出现，就会开始产生迁怒，迁怒政府，迁怒别人，不知道该朝谁发脾气。很多人跟亲人发脾气，或者自己情绪不稳定等。

第三时期：创伤后衰竭期。一般持续 6 个月左右。所有的突发创伤事件，如地震、泥石流、发洪水等事件，都是从开始、经过再到结束，事情总会过去的。在这个时期，人们开始理性思考，客观看待疫情。

基于以上这些心理现象，我们才会被负面情绪控制，不能正常生活。可是别忘了，我们每个人身上都有隐藏着的力量，我们把这些力量调动起来，就可以帮助我们面对负面情绪，开启全新的生活。

二、感恩练习获取正面能量

如图 7-1 所示，这个圆盘的正中心是一棵树，代表我们每一个人，围绕着树的，是父母给予我们的公正、勇气、人道、超越、智慧、节制这 6 种优秀品格，围绕这 6 种品格，又可以延伸出 24 种与生俱来的品格。所以说，我们的身体里，不仅仅有焦虑、恐惧这些负面能量，还有很多正面能量可以利用。

我们可以准备一支笔和一个本子，做一个纸笔练习，来调动我们身上的这些力量。

在 24 种品格里，我们以感恩为例，做感恩练习。请你闭上眼睛回忆：这些年，给你最多爱的那个人是谁？从你上小学、初中、高中、大学，再到工作，这些年对你不离不弃的那个人是谁？不管你走得多

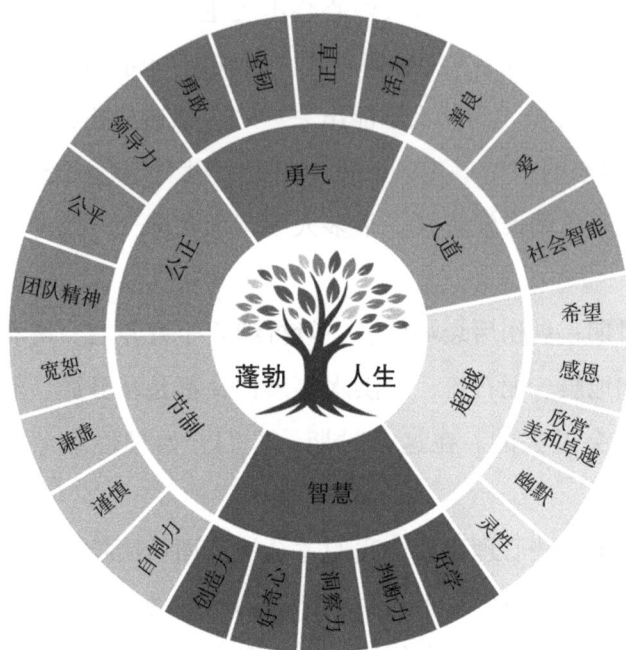

图7-1　24种品格

　　远，那个最牵挂你的人是谁？在你心里，最感恩的人是谁？

　　如果你想到了，请你睁开眼睛，在本子上写出他（她）的名字。然后写出他（她）具体做了什么事让你感恩。你想对他（她）说什么呢？把你想对他（她）说的话也写出来。

　　你需要写三个部分：1、你最感恩之人的名字；2、他（她）具体做了什么事让你感恩；3、你最想对他（她）说的话。还可以再写上，他（她）为你做的这些事情，体现了他（她）什么样的优秀品格。是善良、有爱，还是正直、勇敢，或者其他。

　　第一个人写好以后，你可以按照这个步骤接着写第二个人和第三个人。不要吝啬你爱的语言，把你想到的都写出来，这正是一个把我们内在的爱表达出来的机会。

　　写好之后，拿起本子，念给自己听。这个时候，一定有很多很多的感动，很多很多的爱开始流淌出来。看着自己写的东西，问问自己，我从他们身上学到了什么呢？

　　拿着写好的本子，闭上眼睛，轻轻地叫着他们的称呼，也许是爸爸、妈妈，也许是爷爷、奶奶、姥爷、姥姥，也许是你的某一个长辈，或者是你在乎的某一个人。请在心里对他（她）说："亲爱的爸爸（或者亲爱的妈妈，或者你写的任何一个人），谢谢你，谢谢你对我的爱，我看见了你的善良，你的坚韧，你的正直。谢谢你，把这些优点传给了我，我也像你一样，善良、有爱、勇敢、坚韧、正直、有感恩的心。谢谢你，让我和你一样优秀。"

　　然后再到第二个人，你在心里告诉他（她）："我看见了，我看见了你对我的爱，今天我要向你表达，我感恩你，我爱你，谢谢你。谢谢你把这些最优秀的品质都传给了我，我像你一样，温暖、温柔、幽默、很好学、很谦虚、为人正直，我就像你一样，谢谢你，把这些最好的部分都给了我。"

　　如果有人是写给爱人的，你也可以在心里跟他（她）说："谢谢你，老公（或老婆），谢谢你对我的包容，谢谢你对我的爱，谢谢你在生活中点点滴滴的对我爱的行动，我看见了。今天我要向你表达我的感恩，谢谢你，我爱你。"

　　"我的亲人们，谢谢你们，把这些最优秀的品质传递出来，让我带着这些优秀的品质去服务社会。为更多的人服务，是我爱你们的方式，也是我孝顺的方式。我为我们的家族而自豪，我为我们的姓氏而自豪。请我的亲人们放心，我会照顾好自己，会好好地爱自己，我会把我的担当、我的使命、我的工作做好。更重要的是，未来我将会好好地爱你们，也爱我自己。"

　　这是一封感恩信，是每一个人跟自己心灵深处连接的感恩，把它体现在纸上，你可以念给自己听，有机会也可以日后念给他们听，表达你的感恩和感谢。请你相信，当你把这份感恩读出来，你的心意会随着爱的流动，让对方感受到，因为不管他（她）在哪里，他（她）都爱你。所以把我们的感恩和爱传递出去，带着这份爱和感恩，温暖自己，温暖身边的人，这会给你巨大的力量和支持。

做完练习以后，我们可以把这封感恩信珍藏起来，以后读给自己听，读给我们感恩的那个人听，一起在喜悦中获得正面的力量。

三、重启训练，开启全新生活

收好我们的笔和我们的感恩信，进入重启训练。

闭上眼睛，想象地上有一条长长的线。请你一只脚站在线的左边，另一只脚站在线的右边。左边是你的过去，右边是你的未来。而你跨的这条线，就是现在。

先轻轻地转过身看向左边的过去：回想你是在工作还是居家，还在做什么？你累吗？你烦躁吗？看着你经历的疲劳、焦虑、辛苦，然后请你跟它们告别。"谢谢你，我的疲劳，我看到你了。谢谢你，我的焦虑，我看见你了。我接受自己的恐惧，接受自己的担心，这些都是我情绪的一部分。谢谢你们来提醒我。现在我要和你们说再见了，你们属于过去，属于昨天，明天是新的一天。谢谢你们，我在这些情绪里学到了如何管理自己，我懂得了敬畏和尊重。"

接下来，转向右边看向你的未来。先看向最近的地面，想象那是你的家，你的亲人在那里。带着更多的感恩和爱，来爱这个家，家的意义就不同了。家，永远都在这里。再看向稍远的地方，你会看到你的同学、朋友、发小，你看着他们会说什么呢？你是说："嗨，我来啦！"还是说："哦，原来你也在这里。"在稍远的地方，有你向往的城市，想要去旅游的地方，它们生机盎然，在那里张开怀抱等待着你。

此刻的你，左脚在过去，右脚在未来。那么，你是要把你的腿迈向左边的过去，还是迈向右边的未来？闭上眼睛，感受自己的双腿在长高，在长壮，在变得更有力量。你感受到自己越来越高、越来越有力量，感受到自己的心脏在强有力地跳动。深深地吸气、吐气。此时此刻你的决定是迈向你的未来，还是要迈向过去？是向右跨一步吗？相信所有人都愿意迈向右边的未来。看着你的家，看着你的亲朋好友，看着你的美好未来。

编码被你重置，今天之前所有的负面东西都留在过去。想象自己在未来走动，感受那澎湃的气息，感受那里的温暖。负面情绪都被你扔在了过去。

我们没有办法让疫情立刻消失，但我们心里都有一个虚拟的按键，当我们用力的按下按键，身体向未来转动的时候，我们的生命，就已经重新开启了，迎接我们的，就会是全新的生活。

作者：崔京淑、李军

第八章

转变思维，危机也是生命的礼物

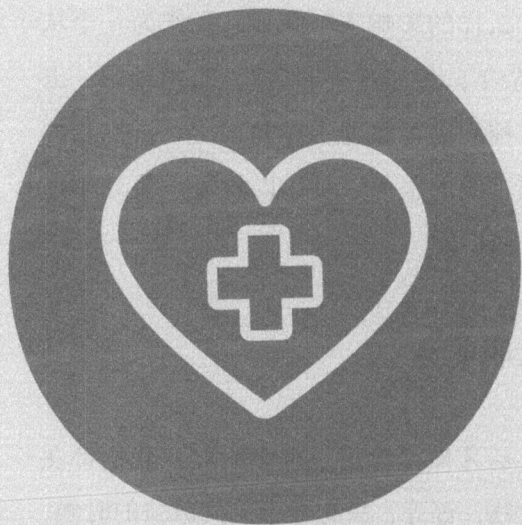

第一节
我在病房的日日夜夜

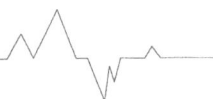

　　疫情期间，医务人员是全民关注的一个群体。我们待在家里的时候，他们在疫情最严重的地方冲锋陷阵；我们的假期，是他们的加班日。

　　在身体与精神的双重压力之下，医务人员的心理会发生怎样的变化？他们会经历什么样的心路历程？对他们今后的人生又会造成什么样的影响呢？今天，我作为一个从事临床护理工作30余年，参加过"非典"、汶川地震、玉树地震等重大疫情防控和灾害救助工作的护士，讲出我的故事，希望给奋战在一线的医务人员，以及每一位处于逆境之中的人，带来一些启发。

一、选择护士职业

　　人总是在失去之后才懂得珍惜。很多时候，我们都在拿健康换取名誉、金钱，等等，只有健康受到威胁的时候，我们才意识到它的重要。即使在生病以后，还是有很多人认为，只要花钱就可以买来健康。这真的是一个误区。因为有研究显示，能治愈的疾病只有10%，90%的病都是无法治愈的。美国医生特鲁多的墓志铭上写道："偶尔去治愈，常常去帮助，总是去安慰。"面对这个问题，我们应该思考，我们对生命的认识，对生命的尊重，是不是还远远不够呢？

小时候，我的身体非常差。六岁那年，我得了急性暴发性腹膜炎，满肚子全是脓，由此造成的并发症在多年间反复发作。我的童年、少年时期都是在病痛中度过的。所以，我特别想为人的健康服务，也想在这个过程中，搞清楚一直困扰着我的问题——人为什么要活着？

西方最早为健康服务的机构，是古代的救济院，这也是医院最早的雏形。医院的诞生是给陌生人、朝拜者或者穷人、病人提供救护的地方。一直以来，人们认为照顾病人是一种美德。

从6世纪中期开始，由于教士、贵族和国王的支持，尤其是查理曼大帝颁布了一条法令，每一个大教堂都必须带有医院这样的机构。随着教堂的不断建设，医院也慢慢地建了起来。这个时期，主要是由神职人员为病人和穷人提供服务。

到了15世纪，医院开始进行改革，成为公共卫生机构，最早改革的教堂是意大利的圣乔治－马焦雷教堂。因为意大利是古罗马最早的属地，所以从医院的诞生一直到改革，都是在古罗马地区开展起来的。

医学的起源和教堂、宗教有着密切的联系，或者说医院从一开始，就是治疗身体和灵魂的地方。疾病有着深刻的心理背景，所以治疗疾病，也不能只从身体上来进行治疗。

我开始选择护士职业的时候，身边的人都不同意，因为大家都知道护士非常辛苦，我的身体不太好，大家担心我不能胜任这份工作。但奇怪的是，我自从当了护士，就再也没有生过大病。我开玩笑说，可能我天生就是来做护士的，为健康服务是我的使命。

二、走进"非典"病房

当我接到要进入"非典"病房的通知时，第一反应是"为什么是我?"当时我在临床科室工作,全科室大概有30人,第一批抽调,科室只有一个名额,居然就抽上了我。当时感觉有点愤怒,我的孩子还不到四岁,父母年龄也挺大了。从年龄上,我既不是最大的,也不是最小的,明明还有单身的同志,怎么就选上了我?后来我就思考,之所以选上我,肯定是有原因的,比如我的业务技术好、我的思想觉悟高。不到一个小时,我就想通了:是因为我表现好,才有机会进入"非典"病房。

在进入"非典"病房之前,我经过了从抗拒到接受的思想转变。现在,看到很多医护人员积极报名参加新冠肺炎疫情的防护工作,我就感觉非常欣慰。如果有人被选中以后,也产生"为什么是我"的愤懑心理,大家可以参考一下我思想转变的过程。

当时,我们的"非典"病房有五层楼,下面四层都是病房,第五层是我们的生活区。虽然大楼有一个小院子,但是因为底下都是病人,不能经常下去,所以我们的活动区域实际上就只有这一层的楼道。进入"非典"病区之后,就不能再出去了,我们只能望着院子里那几乎永远锁着的铁门,那里只有我们和病人,感觉像被关在了一个铁笼子里。我常常会有一种深深的被抛弃感。

那个时候,没有智能手机,也没有微信,我用的还是翻盖手机。当时也不如现在这么幸运,有这么多的心理咨询师提供心理支援。进入"非典"病房后,我们和病人在一起,每天只有繁重的工作,吃饭没胃口,也看不到什么希望,有一种只能自生自灭的感觉。其实单位也是有慰问的,会定期给我们送一些生活必需品,但只能从铁栅栏外面给我们递进来。

病人越来越多,工作量越来越大,被抛弃的感觉也越来越深。但身处抗击"非典"第一线,我们的首要任务,是活下去。我们和所有患者都知道,根本没有任何特效药物,只能靠我们的免疫力和意志力熬下去。起初，一部分患者是拒绝治疗的，尤其是那些病重的患者，所以我们只能一边给自己做思想工作，一边给患者做思想工作。既然没有药，那饭就是药，甚至吃饭比吃药还重要。那些重症病人根本没有力气吃饭，而且他们也拒绝吃饭。我当时心里非常难过，于是跟我的病人说："你得活下去，我也得活下去，我们都要活下去。如果你没有活下去的力量，我也没有，所以我们得一起活下去。"就是这样反复劝说，慢慢地，他们才肯张嘴，才肯吃饭，我含着眼泪一口一口地喂他们，他们也含着眼泪一口一口地艰难下咽。这个时候，每咽下一口饭，他们就可能多坚持一点时间。多坚持一点时间，他们就多一分康复的希望。我们和患者一起度过最难的时候，相互支撑，相互打气。我们都要活下去。

绝望过后是新生

有一天，我正在值夜班，突然收到通知，要接收从北京市转院过来的重症病人。当时大概是晚上七点多钟，我听到了救护车此起彼伏的声音，我到走廊去看，想知道大概有多少辆救护车，有多少病人会转过来。在那个漆黑的夜晚，我看到了无边无际的救护车闪着蓝光，我的眼泪马上就要涌出来了，但我知道我的眼泪是不能流下来的，因为我带着护目镜，如果眼泪流下来，护目镜就可能会被污染，所以我强忍着眼泪转过头，看到了群山，我盯着山，知道自己没有退路。无论来多少辆救护车，我都没有退路。

那个晚上，我做了一个重要的决定，既然没有退路，那我就做自己能掌控的一切事情，其他我不能掌控的，我把它们删除，删除，不断地删除，让它们和我没有关系，它们的存在，跟我不再发生联系。

从那个晚上之后，我就进入了另外一种工作状态。重症病人比之前多了很多，我承担的任务比之前也更多、更重，但我的感觉却轻松多了。从此以后，我的整个人生也进入了一个新的阶段。

从非典病房出来之后，我们进行了为期一个月的隔离。一开始，我觉得轻松了很多，非常高兴，而且我们住在宾馆里，饮食条件好了很多，还能参加娱乐活动。前五天大家有说有笑，但是，大概从第五天开始，我们说笑的欲望越来越少，饭也吃不下了，感觉非常痛苦，觉得还不如回到一线去工作。我意识到，我需要进行一个调整。当时我们出不去，也没有网络，我只能把自己随身携带的一本字典拿出来，抄字典，然后思考。

我重点思考了自己在整个抗击"非典"时期的经历，从一开始的愤懑，然后是恐惧、被抛弃的感觉，到后来的"我得活下去"的信念，就这样一步一步，走到了绝望的谷底后，再从谷底开始反弹。在这个过程中，很多时候是没有办法和其他人进行交流的，我就自己和自己对话，但是效果并不理想。后来我意识到，我需要与"超我"对话，我不管那个"超我"是谁，我需要跟他对话，我就一遍一遍地问我所遇到的问题，然后思考，自己回答自己的问题。后来，我渐渐明白，所谓的"超我"其实就是自己心里的影子，是我自己创造出来的，我需要"他"的时候，"他"一直都在。

三、疫情带给我们的启示

时隔十几年，我们再次面对新冠肺炎疫情，但比起"非典"时期，现在各方面条件都好了许多倍，我们也有了更多的渠道去了解病毒，以及更多的渠道分享关于疫情的思考。

这次的疫情和SARS有什么联系吗？从我们的实验室基因检测来看，自2003年"非典"之后，实际上不止一次发现了它们这一类冠状病毒。2003年之后发现了几次新的冠状病毒也都引起呼吸系统的疾病，最严重的是 2012 年，从阿拉伯开始发病，所以也被命名为中东呼吸综合征。这次的疫情，世界卫生组织把这个新型冠状病毒肺炎命名为 COVID-19。它和 SARS 是亲戚关系，究竟它们有什么区别呢？我们可以来看一下。

首先是基因的比较。两种病毒的基因相似程度达到 70%~80%，所以它们是直系亲属关系，在发病和防范措施上都有很多相同点。第二是毒性对比，SARS 和这次的疫情比较，SARS 的毒性更强，这次病毒毒性相对要弱一些。SARS 的死亡率大概是 11%，这次肺炎死亡率是远远低于这个值的。第三是周期不同，SARS 研究显示发热以后才具有传染性，而这次的新型冠状病毒肺炎可以没有症状，却会传染给其他人，它传播的周期更短，SARS 大概是平均十二天为一个周期，而这次的病毒大概七八天就是一个周期。这些特征显示了从一批病人到另一批病人，发病时间会更短，而且它传播的范围可能更广。

新冠肺炎疫情和"非典"都是我们人类的一次灾难，通过我的"非典"经历，以及这次新冠肺炎疫情经历，我得到的启示是，和谐相处——与天地万物和谐相处，与他人和谐相处，也与自己和谐相处。

这次疫情，从科学的角度来说，是病毒的传播，需要针对病毒进行治疗；从生活的角度来说，是给我们敲响了警钟，是对我们身体素质和心理素质的一次全方位考验。在这个过程中，我们可能会看到这样或那样的问题，我们要用包容的态度对待所有问题，更需要通过这次的事件，学会居安思危。巴顿将军曾经说过："衡量成功的标准，不在站立顶峰的高度，而在跌入低谷的反弹力。"

天将降大兴于斯国，强筋骨，雪精神。这次灾难给我们带来的绝不仅仅是忙碌与痛苦，通过这一场全民参与的事件，我们要学会快速成长，完成我们共同的课题。

作者：于梅

第二节

成为合格的心理咨询师之前，我经历了什么？

新冠肺炎疫情之下，我们很容易产生危机感，生理和心理上出现很多不适。我曾经也经历过很多危机。我现在是一名心理咨询师，但我从小就很胆小，怕黑、怕鬼、遇事紧张等，直到成年后，我一个人在家晚上都不敢关灯睡觉，内心总是一种很恐惧的状态。

大学二年级的时候，我经常想：人活着有什么意义呢？然后就会不自觉地去想关于死亡的问题，我一分钟之内就会把人的一生想完，搞不清楚人生究竟有什么意义。但每次想到，如果我死了，这个世界上就没有我了，我不能接受这个事实。我经常想，但也会因为害怕而不敢继续想，然后转移注意力，让自己不去想。但实际上，这是一种逃避，只是暂时解除困扰，问题还会反复出现。直到后来，我学习了心理学，才慢慢地找到答案，找到了活着的意义，对死亡也不再感到恐惧。

曾经的危机，都变成了我生命里最珍贵的礼物。我们无论是在疫情中，还是在生活里的其他困难之中，只要发现了危机中的礼物，我们的生命就会变得不一样。

一、面对，是成长的第一步

2013 年底，我全身心投入弘扬国学的工作当中，不分昼夜地工作、思考，周末加班，结果把自己的身体弄得很糟糕。这时候，我发现自己怀孕了，但我并没有因为怀孕而让自己休息，而是继续忙碌。结果，因为身体实在是太差了，出现先兆流产的情况，我去找了中医，希望中医可以帮我把这个事情解决。一位中医把脉开药后，对我说了这样一句话：孩子能不能存活跟你的身体有关，如果你吃了这个药，身体变好的话，孩子就可能存活，如果不行的话，孩子会自动流掉。在我喝完中药的第三天下午，胎盘自动排出来了。我遗憾孩子没能保住，也庆幸自己逃过了手术之苦。但是，事情远远没有我想象的那么简单。当天半夜，我大出血，换完裤子和卫生护垫后，刚躺在床上，血就像倒水一样涌出，护垫裤子全湿透，连床单都被染红。这样反复经历了三次，我突然醒悟了，我真的要因为害怕做手术而不去医院吗？我如果不去，这样出血下去很可能会有生命危险，我还不想死，还有好多事没做呢。我很理性地跟老公商量："看来必须面对了，你送我去医院吧！我要去医院，我不能再回避这个问题了！"我是学习传统文化的，知道解决问题要内求，"行有不得，反求诸己"。这个时候，只要我们的心是足够冷静的，就能够看到这个执着心。所以，我非常清楚我不能再执着于西医的弊端了，西医既然存在，就有它存在的理由，我的执着只会给自己带来麻烦。

老公马上开车送我去医院。奇怪的是，当我做了去医院的决定后，从换衣服，到去医院的路上，再到住院直至出院，整个过程都没有再恶化。当然，在医院里，我还是没能逃过令我极度害怕的手术，因为B超显示宫内有残留物，必须手术清理，我真实地经历了一回撕心裂肺的痛苦。

手术后，我躺在家里休养，身体休息，脑子可没闲着。在此之前，我不敢让自己生病，不停地工作，就算生病发烧，也是在家里躺一天，第二天又去上班了。所以，整个生命已经呈现出一种很不正常的状态，不仅身形过分消瘦，两眼无神，满脸疲惫，身体机能也出现大问题，要不然也不会保不住孩子。

这一次我必须得在家休养了。广州当时正是冬天，我天天躺在阳台上晒太阳，静静地躺着，突然意识到一个事实：工作单位没有我也是可以的，即使我在家待着，它一样继续运行。同时，我也开始反思，最后得出了这些结论：第一，我们看待事物要有一个中正的态度，不能太执着。太执着于某个观念，就是心病，会害人害己。第二，身体健康是人活在这个世界的前提条件，在工作中要适时关注自己的身体，读懂身体发出的信号，给予关注。如果身体垮了，什么理想、梦想都是浮云。第三，内心的恐惧不能用逃避来解决，害怕什么就会经历什么。第四，工作与生活要达到一个平衡状态，如果一个人心里只有工作，时时刻刻想着工作，就不大懂关爱家人，也体会不到家庭生活的乐趣，这对身心是非常不利的。

二、学习，在危机中成长

自那以后，我开始跟随李新异老师学习心理学，经过系统学习，我的内心变得越来越淡定，从根本上清理了内心的恐惧，我的整个人生也因此有了一个大翻转。

2015年，我一位女性朋友被她的前夫（有间歇性精神病症状）威胁，他说要剁掉她的手。我朋友又伤心又恐惧，不敢回家拿工作电脑和换洗衣物。我就请我老公开车，陪她一起回去拿。在离开自己家的路上，她怎么也想不通自己为何会遇到这样的人，情绪一度崩溃。我让老公找个合适的地方停好车后下车回避，我就在车上帮她缓解情绪，直到她恢复平静。

2019 年，一个亲戚家里发生了重大车祸，在出某高速路的匝道时，车子飞出匝道，撞到一棵树上，整台车翻转，保险公司勘察后将车子作报废处理。非常幸运的是，亲戚一家人都没有受伤，就连小伤口都没有，但车祸的过程让其中一个亲戚的精神接近崩溃，因为这个过程太恐怖了。我给她做了 1 个多小时的疏导，效果很好，她没有了那种劫后余生的后怕和紧张。

在这些危机干预当中，我看到了自己在这些年里学习中华传统文化和心理学的收获，也终于把自己"活"出来了，帮到了许多人。

我们来看一下图 8 - 1，大家可以看到左边是危机当中的"机"字，我们看右边，猜猜这是什么东西呢？

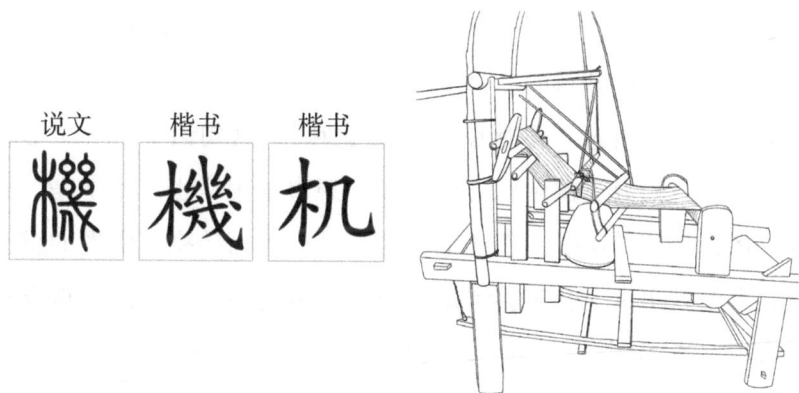

图 8 - 1　机

没错，它就是一台织布机，老式的织布机。"机"字的本意就是织布机。织布机的历史是非常悠久的，听说在战国时期就有了。我们可以看一下，织布机分为经纱还有纬纱两个部分。经纱是固定不动的，引导经纱的叫"锭子"；横向的线叫"纬纱"，引导纬纱的叫"梭子"。织布机通过一纵一横的方式及相关的技术手段，把线织成了布。经纱是定的，纬纱是动的，织布机本身就反映了抓主要矛盾的原理。

"机"字，在《说文解字》里面有个解释——主发谓之机。通俗点说，"机"的含义就是事情将要产生大变化的那个状态。所以，在看似很乱的一个局面里，发现这个"机"，然后把握机会，就可以扭转乾坤，反败为胜，转忧为喜。比如，那个被威胁剁手的朋友，在她很痛苦，怎么也想不通自己错在哪里的时候，我看到了其中的"机"，我说，"你已经做得很好了，你对他仁至义尽，但他还这样对待你，说明你是时候离开他了，你值得拥有真正幸福的婚姻"。这位朋友在情绪平静后，开始回顾自己和她前夫的关系，发现自己离婚后一直有愧疚心，想补偿，她做得越来越好，对方却不断挑刺，甚至威胁她。看清后她果断离开了他，现在拥有幸福的婚姻和家庭生活。而她前夫呢，经过短暂的治疗，再也没有发生过类似事件，和儿子相处得很好。这是朋友在危机中获得的礼物。

我们可能都听过"烦恼就像一团乱麻"，这句话就是一个形象的比喻，即当我们处于情绪状态的时候，想事情怎么也想不清楚，思绪就像一团乱麻，剪不断，理还乱，尤其是处于当前疫情引发的重大情绪时，思绪就更乱，甚至会情绪崩溃。这就需要我们有意识地发现疫情带来混乱局面中的"机"，发现了"机"，就能反败为胜，因祸得福。

我们再来看图8-2中的"危"字，它是一个小篆。我们中国文字非常有意思，它的书写就像是一幅画。这个小篆的上半部分，就像一个人半蹲在那里，弯着腰；中间部分像个"厂"字头的，就是山崖，非常形象；下半部分比较难理解，但是我们看它的形象，像一个人跪坐着，手放在膝盖那里，头往下，这像不像古代的臣子跪坐在君主面前？底下的这个元素，叫"卪"（古同"节"）。它的意思是"瑞信"，指祥瑞的信号或吉祥的物品。"节"字在《说文解字》里面还有其他解释，比如兵符、外交使节的信物等，还包括以前的订亲信物。将军拿着皇帝赐予的兵符向士兵发号施令，士兵们必须服从命令；外交使节拿着信物到国外，就会受到相应的礼遇；订了娃娃亲的双方，仅凭信物，即可结为夫妻。

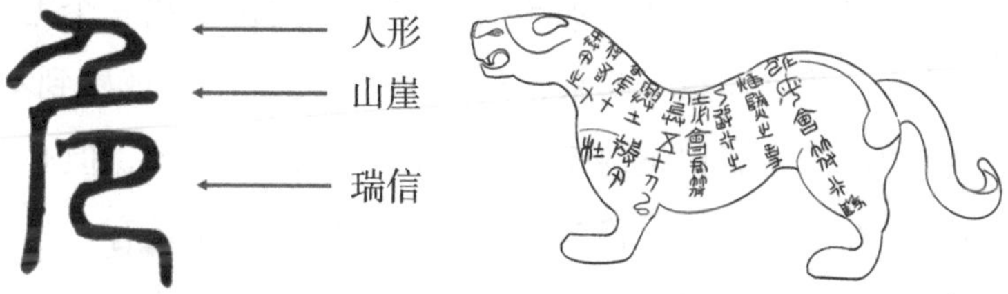

图 8-2　虎符

"危"字里面包含这三种因素：人形、山崖、瑞信，意味着什么呢？我们可以设身处地去想象一下，我们站在山崖边缘往下看，内心是否会产生惊慌的情绪？包括恐惧、焦虑，甚至更多其他情绪都会出现。没有经过特别训练的人，站在山崖上，都会有这种惊恐的感受。就像疫情发生后，随着确诊的、隔离的、疑似的、死亡的各项数据攀升，我们的心也跟着出现各种感受。面对疫情，我们会对未知满怀担心、焦虑，而且这么庞大的数字还在攀升当中，我们会想：什么药物是有效的？什么时候能够把疫情控制住？只要一想到这些，我们对未知的将来就更感到担心和焦虑。

但是，从另一个角度来看，"危"字下面藏着一个瑞信，我们确实也看到，在疫情中，在党的领导下，广大人民群众、医护人员、志愿者，都在齐心协力，互帮互助，努力打赢这场抗疫之战，我们在危难当中，都看到了自己或别人曾经不被发现的一些美好的东西！疫情无情，人有情！这就是危难背后的礼物。

三、家庭，成长的试金石

快过年的时候，我买了亲子装，包括孩子的爷爷奶奶，每人一件，跟他们一起营造和谐友爱的家庭氛围。年三十、年初一，家里氛围都非常好。但好景不长，年初二那天，婆婆说话间挑了我一个毛病，她具体说了什么，我已经想不起来，只记得当时心里立马就感到不舒服。我知道是我内在的潜意识被触动了，便没有去跟她争辩，但心里不舒服的感觉一直在。我努力平稳自己的情绪，但内心还是有一个想离开家的想法。因为平时我周一到周五都在外面住，周末才回来跟老人一起住，所以我当时就想，到了年初七八，差不多要上班的时候，我就搬出去住吧。

年初三的凌晨4点多，婆婆突然在房间里很惊恐地喊叫起来，说她动不了了。我和先生马上起床去她房间，她哭喊着说一坐起来就感觉天旋地转，表情非常惊恐。很快，我们叫来了救护车，老公陪婆婆去了医院。

我留在家中照顾中风的公公，因为他行动不便，需要专人照顾。在年初三的凌晨，家里两个行动不便的老人需要我们照顾，悠闲的假期瞬间就被突如其来的疾病给弄得忙碌起来。婆婆在医院待了一天，经过检查发现没什么大问题，有可能是耳石症。我就跟先生说，把婆婆带回家来休养。因为这个时候疫情已经比较严重，不要再去别的医院了，回家是最好的选择。

老公也赞成带婆婆回家休养。我们在家加强了交流，并为她做了一些调理。在这个过程中，我看到了自己对老人的心态，虽然我们不争不吵，但我的心对他们不够敞开，我对这个家的归属感明显是不够的。我总是待一段时间就想逃出去，内心不想面对跟婆婆之间可能存在的冲突，我清楚地看到我不愿意去面对。我还给自己找了借口：小区环境特别好，两个老人在这里养老是很好的；我们在外面上班，这是很合理的，哪个家庭不是这样的呢？

但婆婆生病以后，我突然就意识到，公公婆婆年纪大了，两个老人需要我们的照顾，我不应该再这样逃避。当我意识到这一点的时候，我的心瞬间就"安"在家里面，我强烈地感受到，我们在家住会给他们带来心理上的安全感。我立马跟老公商量，搬回家来住。然后，我们用了两天时间把所有的东西都拿回家。

当我做完这些，突然就感受到如果跟家里人不能亲近的话，自己的心态也很难做到平和。这就是拿家庭和谐来检验婚姻和个人成长的试金石。婆婆突然发病，让我看到自己对家人的关爱还远远不够，我在身心方面还有很大的提升空间。赡养老人，如果内心没有亲近感，只是给钱，只是时不时回来看看，是不足以滋养老人的身心的。从心理层面来解读，婆婆突发疾病，其实是她内心希望得到我们的关注。事实也的确如此。在她出院回家的几天里，我协助她洗澡，做饭给她吃，陪她聊天，她明显就好了很多。也因为这件事，我对修身齐家的含义有了更深的体会。对每个人而言，修身齐家不是简单的嘴上说说的词语，而是实实在在的心境体现。

四、觉知，走向终身成长之路

经过对种种意外事件的反思，我看到危机的背后其实都是礼物。那段时间，我非常耐心地在家里照顾老人，同时也问自己，通过这次疫情我们能得到什么样的道理？我们能获得什么样的启示？

从我的实际体验来说，就是通过觉知，让我们的心在情绪引发的正负能量冲击当中，找寻一个平衡的状态。当心境是平和的、清静的，自然就能收获礼物。比如，正常情况下，我们的心情是平和的，但是当一个外部危机事件突然发生，我们的情绪就会波动起伏（正负能量的平衡被打破）。李新异老师曾经讲过，危机事件会触发我们内在的觉知。确实是这样的，我自己的亲身经历让我体会到：在危机事件中，如果我们内在的觉知能够升起来，清楚地知道自己的情绪变化，并能陪伴情绪波动的整个过程，直到心境平和，这个过程就是觉知。然后，我们就自然能看到危机事件背后的礼物。如果觉知没有升起来，我们就会处于负面情绪中无法自拔，就不可能看到危机背后的礼物，感受到的往往是恐慌，严重的会出现短暂情绪失控，或短期内无法恢复的应激心理障碍。

心理学家荣格曾说过："潜意识被看到，命运就发生改变。"那我们的潜意识在什么情况下才能被看到呢？只有在我们的觉知升起来的时候，你才能真正地看到潜意识。比如，我在危机事件中看到了我逃避跟婆婆正面长期的接触，看到了我对西医的偏见和极度回避的心理，等等，这都是我的潜意识。在这些危机事件当中，之前不被看到的潜意识被我看到了，看到以后我就改变了做法，从而避免了危机事件的不良后果。

疫情期间，我们会收获什么样的礼物呢？每个人的礼物都是不一样的，因为每个人都是独立的个体，都是独一无二的。但我们每个人内在的觉知是一样的，只要我们向内觉察，就可以发现疫情带给我们的礼物。

五、训练觉知的方法

觉知也是需要训练的，如果没有平时的训练，危机当前，可能就失了方寸。方寸大乱中的"方寸"二字，其实就是心的意思。心乱了，就不知道该怎么做了。我们可以用下面两种方法来训练我们的觉知。

第一个方法是诵读国学经典，短期、连续地诵读。比如说，我们花两天时间诵读100遍《大学》，读的过程实际上就是在训练我们的觉知。因为古文和白话文不同，不熟悉的人会感觉晦涩难懂，读的时候会烦躁、走神，可能还会感觉到很痛苦，不想读下去。这个时候正是训练觉知的好时机，读的时候能够清楚地感受到我们内在的畏难情绪，烦躁情绪，我们不用理会这些情绪，继续读下去。我们会发现，在读100遍的过程当中，前面的5遍可能很艰难，越到后面越轻松，最后会感觉到喜悦。有的人可能读完100遍还会有烦躁情绪，那就再读100遍。我们很多咨询师都用过这种方法，把读经典跟觉知训练联系起来，发现成长的效率会更高。《大学》《中庸》，包括《孝经》，都是可以读的。

诵读的时候，有两点需要做到，一个是短期内读100遍，一个是每天要读。正如《大学》里面有句话："苟日新，日日新，又日新。"如果我们读完100遍以后长期不读的话，情绪又会把我们带走，我们就会又活到情绪里面去，古人读书是要天天读的，每天很早起床就读书，中国几千年文化传承下来，没见到有心理咨询师，其实，古代每一个人都可能是自己的心理咨询师。他们都很懂人的心理，国学经典里面讲的全是人性和心理方面的状况，所以，如果花时间长期、有序地去读这些经典，我们就会感受到传统经典的博大精深，很多心理学里面很高深的东西，在经典里面可以轻易地找到。

第二个方法是情绪觉知法，每当有突发的或不如意的事情发生时，马上关注自己的内心，觉察内心出现的情绪，然后陪伴情绪，在那个当下问自己，这个事件需要我从里面学到什么呢？当我们这么去问自己的时候，其实就是向内去探索，向内去连接，这也是孟子讲的"行有不得，反求诸己"，这么做不仅能够抽离情绪，还会收获礼物。

如果将读国学经典和情绪觉知结合起来，就非常完美了。持续去做，觉知力就会不断加强，洞察力也会不断加深。面对危机事件，如果能够升起觉知，心就能够定得下来，照见问题的本质，而在这份觉知之中，我们也就走上了终身成长的道路。

作者：彭梨花

第三节
咨询师自身是最重要的咨询工具

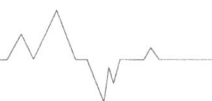

疫情期间，医护人员们身先士卒，奋战在第一线。各行各业，也都有志愿者积极报名，为抗疫工作添砖加瓦。中国生命关怀协会心理健康专业委员会也在第一时间组织了志愿者服务，让心理咨询师们有机会为抗疫贡献自己的一份力量。

和别的职业相比，心理咨询师是一份特别的工作，专业是基础，同时又跟生命、哲学、人生有关。所以心理咨询师有时会处于一个困境，就是我们以为自己很专业，但在现实生活中每一个人都会有自己的心理感受，每个人都会对自己和他人的心理有一个评估和判断，甚至有一部分人自认为他们比我们活得还明白。

基于以上原因，心理咨询师们需要考虑一些问题：在面对求助者之前，我们做好准备了吗？我们的专业足够吗？心理咨询的本质是什么？

2004年，我在一所学校当班主任，为了帮助学生，帮助家长，我报读了心理咨询师的远程课程。在最初几年的时间里，我花了很多钱，非常迫切地想学到一些具体的操作方法。听到哪个老师讲理论就觉得很枯燥；听到哪个老师讲案例，就希望老师不要讲那么长的故事，直接把最关键的方法讲出来，觉得只要学习到一些关键的方法，就可以用来帮助别人了。

　　我当初的认识就是，只要有了专业知识，就是一名合格的心理咨询师。然而，事实真的是这样吗？如果我们没有搞清楚问题所在，那我们在助人的过程中，极有可能会出现一些意外状况，甚至我们自己也会成为被援助的对象，这绝不是危言耸听。

一、助人者的心理准备

　　心理咨询师在面对求助者之前，首先要做的，是自己的心理建设。我们经常对求助者说，自己是一切的根源。那么，当我们自己面对一些事情的时候，是否有真正地回看我们自己，是否把自己当成是一切的根源了呢？

　　如果我们没有做好足够的准备，意味着什么呢？医务人员在用生命直接面对那些病毒，他们既要面对患者，还要面对自己的恐惧、家人的担忧，在个人感受和职业良知之间做斗争。作为白衣天使，她们知道治病救人是自己的天职，但是她们也完全把自己暴露在了可能致人死亡的病毒面前。个人的恐惧、忧虑等负面情绪无法言说。同样的，领导的压力也一点不比一线的工作人员小，在巨大的压力下，他们只能接受上级的命令，并实施下去，所以领导和一线人员之间也有巨大的心理冲突，这种冲突甚至会爆发出来。如果我们自己没有亲身经历过这些，就无法知道这一切背后的动力是什么，包括系统的动力是什么。如果我们没有做好充分的心理准备，那就意味着，我们会像医务人员完全把自己暴露在病毒面前一样，让自己在没有任何防护的状态下，完全暴露在那个巨大的系统压力面前，我们很有可能会被那个巨大的负面情绪湮灭。

我身边有一位很优秀的心理咨询师，她在疫情暴发前从武汉回家。当经历了家人的指责，经历了政府工作人员每天的询问之后，她抑郁了。她告诉我，一想到困在武汉的人，她就会莫名地流泪，面对家人的指责以及给孩子上学带来的麻烦，她非常自责，有很强的愧疚感。即使自己是一名非常优秀的咨询师，但在那一刻，她完全陷入了情绪的漩涡，不能自拔，直到后来我们有了一个简短的交流，做了一点小小的干预，她才一点点从自己的世界里面走出来，再次正常工作。

我自己曾经也有过一次这样的体验。父亲在世的时候，因为糖尿病住院，我从外地出差回来，到医院去看他，当我看到他的第一眼，发现他右脚的三个脚趾已经烂掉了。那一刻，我的身体是僵硬的，整个人又无助又无力，定在了那里，完全动不了，那种状态大概持续了两三秒钟。还好，多年的专业训练让我迅速做了一个调整，快速地抖动了一下自己的身体，把那一份木僵的状态瞬间摆脱。然后我对自己说了一句话："那是爸爸的脚，那是爸爸的命运。"那一刻我流泪了，伴随着流泪，我的身体放松了，一下子可以动了。我走到父亲的床前，问他需要什么，我跟妈妈沟通后去找医生谈，去完成后续的所有事情。最后我们找到了一个合适的方法，爸爸除了那三个脚趾头烂掉以外，没有恶化，病情控制住了。

所以，我们在面对求助者之前，是不是做好了足够的心理准备呢？大家都知道，很多一线的医务人员在最初疫情不明，没有任何防护的状态下就去对患者进行救助，当疫情大范围暴发，在防护服和医药物资不足，防护措施不到位的情况下，他们依然接受命令对患者进行救治。我们知道他们那一刻的心理感受吗？在这之前，他们是资源的把握者，是病况的知情者，现在他们和患者同样暴露在病毒面前，甚至没有任何防护。所以我们真的知道他们的感受吗？我们住在自己家里，看着电视，上着网，我们真的能够完全跟他们共情吗？

试着对自己说，"面对困境我什么也做不了"。比如，"我，王建峰，面对疫情，我什么也做不了"。然后去觉知自己的身体，去感受自己的情绪，去观察自己在那一刻动了怎样的念头。当我很认真地对自己说出这句话的时候，其实我是有情绪的，有不甘，甚至有轻蔑，也有一种很深的悲痛，还好没有无助和无力，因为我接受这是一个事实，面对困境，我自己确实什么也做不了。

我认为，没有拯救情结的咨询师可能不是一个好的咨询师，但在咨询过程中呈现拯救情结的咨询师，一定不是一个好的咨询师。所以，问一问我们自己，当我们面对困境，承认自己什么也做不了的时候，我们是怎样的一个状态。面对困境承认自己什么也做不了，是我们可以进行心理援助工作的前提，这是"道"的智慧，是"无为而无不为"的智慧，接受自己什么也做不了，反而能让自己在去除"小我"的状况下，累积经验，专业地发挥"保障"作用。

二、助人者的职业伦理

作为专业助人者，我们在考取心理咨询师职业资格证书的时候，学到了一些专业的知识和技术，在后续的工作学习过程中，我们的专业能力和个人成长都得到了很大提升。但是非常遗憾，对于专业助人者的职业伦理，我们学习到的，还远远不够。

目前，中国的心理行业规范还不够完善。在西方发达国家，关于职业伦理有专门的委员会，如果咨询师被投诉的话，会受到非常严厉的职业伦理审查，对问题严重者，极有可能会取消其心理咨询师的执业资格。

职业伦理和职业道德是有一些不同的，我们关于道德层面的描述和要求比较多一些，比如说我们如何收费，如何跟来访者建立良好的关系。关于职业伦理，我来说一下我的理解。比如说，在这次防控疫情工作中当心理志愿者，我们和求助者说："我们是中国生命关怀协会心理健康专业委员会的心理志愿者，对您进行心理援助。"这是符合职业伦理的。如果我们一上来就说自己是哪一家商业机构的心理咨询师，我个人觉得那是不符合职业伦理的，因为我们是通过中国生命关怀协会心理健康专业委员会的平台来做心理志愿者。本来在这之前，我被我的学生拉进另外一个心理志愿者的社群里边，但是当我在这边开展工作以后，我就从那个群里面退了出来，因为我觉得这也是职业伦理的一部分。

如果我们想借助专委会的平台，找到一些资源，扩大个人的影响力，我认为，这也是违背职业伦理的。听起来好像有一点危言耸听，这个也全在于我们个人的理解，当我们以志愿者的身份出现时，就必须去个人化，必须把自己放在这个大的平台上，放在这个大的系统中，这样做才符合心理咨询的职业伦理。这样的一种自我要求、专业精神和态度，将决定着我们在心理咨询这条路上可以走多远。

我经常听到一些伙伴发牢骚，说政府对心理咨询一点都不重视之类的话。但是从我个人的经验来说，我 2012 年从学校辞职，到现在成为了一名专职心理咨询师，我赚的每一分钱都是通过心理咨询工作获得的，所以我非常感谢这个行业。无论是国家政府、社会，还是市场，其实已经给了我们很多机会，只是我们自己作为心理专业助人者，我们真的专业吗？我想这才是我们作为心理专业助人者，最应该去反思的问题。我们经常对人说，你自己是一切的根源，我们在面对自己的时候，也要经常问一问自己，我是否是我自己一切的根源。

我们想要胜任心理咨询师这份职业，并且希望在这条路上能够越走越远，越走越好，仅仅有心理学的专业知识，是远远不够的。

三、心理咨询的本质

有一个关于咨询师的故事，我不敢确定它是真是假，但我相信它会带给我们一些启示。据说有一个咨询师遇到了一个非常奇怪的来访者，这个来访者坐在那里一句话也不说，到了咨询结束时间他就走了。第二次，到了预约的时间，他又来了，咨询师等他讲话他也不讲，问他话他也不回答，就这样又坐了 60 分钟，到时间他又走了。就这样几次，两个人几乎都没有说过话，但就在最后一次，那个来访者说："谢谢你，你帮到我了。"咨询师问他："好奇怪，是什么让你觉得我帮到了你？"那个来访者说："像我如此行为古怪的一个人，你都没有觉得我有什么古怪，感谢你的接纳，这让我知道，我也没有什么好古怪的，我可以是这个样子的，所以你帮到了我。"

心理咨询师和来访者最合适的关系是什么样的呢？我们做不了什么，但是我们作为一个人，我们是有温度的，我们是有爱的。能遇到一个人本身就会让人感觉到安全，就像我们一个人孤孤单单地走在路上，突然在前面发现了一个我们的同类，在那一刻我们会感觉到安全。或者我们去了一个陌生的城市，刚下车的时候电话响起，一个我们熟悉的伙伴说"我来接你了"，那一刻我们的内心充满了喜悦。因为在一个陌生的环境里，我们的内心有太多的不确定性，我们有太多失控的感觉，我们会觉得不安全、孤单，甚至有一点焦虑、恐惧和害怕。但是当我们看到了一个熟悉的人、一个有力量的人、一个有智慧的人、一个稳定的人的时候，特别是我们可以在他面前，放松地去讲一些故事的时候，我们一下子就感觉到安全了。

如果一个咨询师面对当事人什么都不做，而当事人说他被疗愈了，我个人认为这是最牛的心理咨询师。当我们对自我价值意识得不够深，或我们特别想去帮助对方的时候，我们的主观思维其实多少会带有非常强的侵犯性。如果当事人需要帮助，我们也恰好能通过对他们的帮助来实现我们的价值，这是好事，但如果是咨询师单方面需要这个帮助，而当事人并不需要这个帮助，甚至在咨询师潜意识里已经建立了一个模式——我好你不好，在潜意识里要把当事人比下去，这实际上是违背职业伦理的。

心理咨询师需要做的，就只是去陪伴。特别是应激事件的当事人，他们面对突如其来的疫情，面对自己的生死，面对自己的同事、自己的兄弟姐妹的生死，在这种失控的状态下，他们产生一些应激的反应，是再正常不过的，而这种暂时的应激性反应，在可控与适度的范围内，其实是一种良性的自我保护机制。

我们面对医护人员的应激性反应也应是一样的处理办法，虽然他们平时见惯了生死，但那是见到别人面对生死，而不是他们自己乃至自己的亲人。所以适当地从生理安全的角度给他们防护，给他们足够的物品资源，让他们能够在一种可控的状态下去工作，才是第一需要。

如果此刻他们真正的需要不是心理援助，咨询师贸然地进入，反而会破坏他们的自我调节。在他们没有做好完全的心理准备时，这种贸然的侵犯会对他们的自我价值产生攻击性，甚至摧毁他们的自我价值感，让他们内在的脆弱暴露无遗。这对他们内在的生命建设是极为不利的。所以我们允许他们防御，允许他们不愿意交流，允许他们情绪暴躁，允许他们愤怒，允许他们以自己的方式存在着。这也是为什么我们在面对求助者之前，要先修复自己的心态，面对那样的生命状态，承认自己什么也做不了，或许在这个时候不干预才是最好的干预。

就像医生对病人真正的帮助，一定不是治好病人的病，而是修复病人的免疫力，让他们的免疫力正常工作，自我疗愈。如果我们真的有足够的本领，能够迅速帮助处于应激状态的人恢复自主的心理建设，那就干脆直接进行干预。但我知道不行，我能做到的是在那个当下去陪伴，去嘘寒问暖，甚至一句话都不说，就默默地跟他们坐在一起。我知道，什么都不做，只是陪他坐在那里，需要内心具有足够的智慧，足够的爱，足够的勇气，足够的力量才能够做到。一个人面临危急状况时，如果有一个人坐在他身边，什么都不说地陪伴他，这种更大的力量和智慧，这种尊重和接纳，会让他感觉到安全，等到他慢慢有一点自我调整能力的时候，他就能独自应对那些内心的冲击。因此，如果我们没有那么强的能力，或许陪伴在那个当下才是最好的。

心理咨询的本质是什么呢？我个人认为心理咨询的本质，就是一份陪伴。我们相信我们的当事人可以依靠他自己的力量走出来，这是我们进行心理帮助的前提。心理帮助一定是让我们的当事人越来越强，而不是越来越弱。我们解决不了当事人具体的问题，但是我们是有温度、有爱的人，我们可以通过陪伴，建立一个安全的情境，在那个情境里充满了尊重，充满了接纳，充满了肯定，充满了欣赏，而且通通是无条件的。那一刻我们的当事人就会感觉到是被滋养的，他内在的生命力就会提升，让他感觉到在这里非常安全，他被允许做他自己，被允许以他本来的样子存在着。那接下来会发生什么呢？接下来，他自己就会想到他自己的问题，接受问题，面对问题，找到属于他自己的解决之道。

我们不仅在带领我们的帮助对象去面对困境，我们自己也要去面对这份困境；我们不仅在帮助我们的一线医护人员去面对死亡，我们自己也在学习如何面对死亡，面对所有的一切。这是一个助人与自助，共同成长的过程。

作者：王建峰

第九章

深入了解，揭开心理咨询的神秘面纱

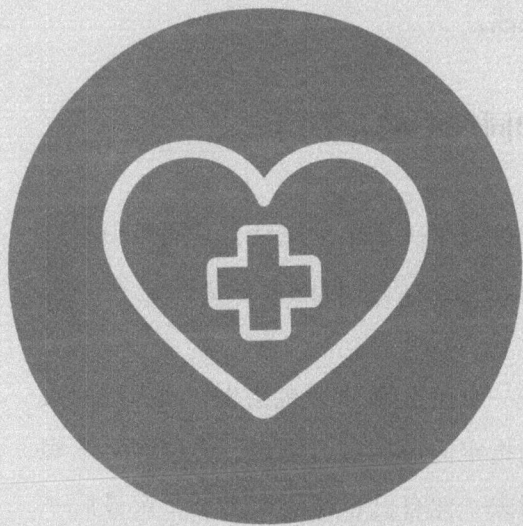

第一节
紧急求助：无法预约的精彩

我们知道，大多数时候，心理咨询师的工作是与来访者面对面进行的。也有一些电话咨询，心理咨询师需要通过声音和来访者沟通，但前提都是来访者主动求助。还有一种是特殊情况下的危机干预，例如来访者不积极配合，甚至排斥咨询师。对咨询师而言，在这种情况下去帮助他们，是一个很大的挑战。

一、用尊重和同理心敲开心门

在疫情期间，我接到了一个求助电话，是隔离中心打来的，希望我为一个正在酒店进行隔离的男孩进行心理援助。

这位被隔离者是一个还不到 18 岁的男生，因为被列入密切接触者，被带到指定的酒店进行隔离。男孩的父亲病重，家人都想让他回去，他自己也很想回去见父亲最后一面，所以情绪波动特别大，拒绝吃饭和交流，不配合工作，已经影响了其他被隔离者和工作团队的正常工作。隔离酒店的工作人员已无法可施，就试着启动心理援助看看。

我马上接受了，拨通了男孩的电话，从收到求助到开始救助不到五分钟，完全没有准备的时间。基于多年工作经验，接触过各种各样的有情绪失控、轻生、狂躁、暴力、抑郁等症状的案例，每次面对这样的人，我始终坚持一个原则：尊重陪伴，让爱流动，利他利己，守护好助人者基本的界限。

"你好，是某某某吗?"我用温和的声音问候他。

"谁?"听筒里传来粗大的声音，语调高、节奏快。听到这样的声音，我猜测他有一点不耐烦的感觉。

正准备做自我介绍的时候，我听到他说，"我不需要，没有用的，我要回家"。对方的声音传来，这次的语调比刚才更高，节奏急促。感到对方正在生气，我有点被他的声音震住了，我用几秒钟通过觉知的呼吸回到了当下，平静下来。

"对不起，打扰了。如果允许的话，接下来，我就说几句话，你听完，什么时候挂电话都可以。"我温和地说。停了几秒钟，对方很安静。我接着保持温和的声音："我特别理解你，你不是自愿待在这里的，你很想回家，想念家人。你特别爱你的家人，我能感受到你此刻的心情，特别特别的不安。"当我柔和地表达完这些句子，听筒里，对方是安静的，我戴着耳机，除了感受到自己的呼吸声以外，仿佛这个当下的世界全是寂静的。

那个时候，我的脑海中浮现出许多画面，一线医务人员与疫情抗战的各种画面，还有无数人受疫情影响而无法正常生活的画面，他们的画面一幕幕地涌入我的脑海中，快速地播放着。

这个男孩一个人在房间里的画面，就像一幅非常大的照片，出现在我的脑海中。我的心里只有一个想法：这个电话，我要继续说下去。所以，我闭上眼睛，对着手机说出来刚才的那些，也算是同理，也算是邀请的话。

回想起来，我当时的心情可以用这几个关键词概括：

　　第一是尊重，既尊重他，又尊重我自己。也许是职业习惯吧，那个瞬间，我不由自主就说出了这样的句子。以前开展工作的流程已经完全没有了，只能接受当下的状态。我用最快的速度调整好自己，使内在新的信念升起：我就是来面对他的愤怒的。

　　第二是责任。这是一次心理危机干预的工作，不管对方接不接受我，我都要想办法走近对方，这已经不是能不能，而是一定要做的事情了。我身为一个公民，有义务和责任为社会做我力所能及的事情。

　　第三是深层聆听。第一层听他的内容，第二层听他的情绪，第三层全息式地听他的起心动念与需求。他的反应是正常的，急促的声音透露出隐藏着的需求没有得到满足，我完全能对他当下的处境感同身受，想回家不能回，独自一人被隔离，他的处境对于他的年龄而言，是比较难以承受的。我更能理解他内在对父亲深切的想念与无法回去的愧疚，生气的情绪也是想回家的渴望没有得到满足的体现。

　　第四是同理。我是职业咨询师，助人者，听到对方的情绪，我当下的决定就是要多给他一点正向的回馈，所以我会觉知地保持温和的语气、平和的态度，他在感到被共情和接纳后才能放松下来。接着我用"对不起，打扰了……"这样道歉的方式，打破他的防御，同时表明我的意图，让他体会到我的善意，这些是最快建立亲和力与信任感的杀手锏。站在他的角度与他感同身受，自然流露，帮他说出了对家人的想念、心理不安等这番话，让他感受到被尊重和理解。当然我也在冒险，不知道他接不接受这种方式。

二、非常时期，非常的情意想通

　　当时我背后有一个架构，现在是非常时期，就像隔离点工作人员给我打电话时说的，这个男孩一定是不可以出去的，如果出去的话，可能会对整个城市造成大的影响，所以我们只能让他安稳下来，不管用什么办法，哪怕是强制。那个时候，我启动了我的内在，同样都是中国人，不管任何阶层和身份，如果能用真心说上几句话，就说上几句话试试看吧。

当我对着话筒说完那些话的时候，我感受到自己的心跳，一起一伏，脑中一片空白，我闭上眼睛想，"我是一个中国人，我能做什么？"这句话浮现在我的脑海。我整个身体的体温瞬间上升，心跳加速，全身上下的血液流动明显地震动着我，我坐在椅子上的上半身向上挺直了。"责任"，这个词紧接着出现了。

那一瞬间，我觉得不管是什么身份，我要对这个男孩说出我心里最想说的话。我的眼泪流了下来，真诚地对他说："如果，你此刻能感受到你的爸爸妈妈，他们知道你被隔离在这里回不去，你觉得他们会担心你吗？你可以把手放在你的心上，去感受你的心跳，去感受你跟他们分开，独自在一个地方的心情，你也想想你的爸爸妈妈，你的家人们是什么心情，如果你不开心了，你觉得你妈妈会放心吗？你爸爸的病会好起来吗？如果你能感受到你的爸爸妈妈爱你，请你用手触碰你的心窝。如果把接下来的时间当成生命里面唯一的一次机会，给自己一个独立的空间，给自己向内观察的机会，未来你在工作上，跟你的同事们相处，你会获得什么样的经验呢？14 天的隔离时间，是给你最好的独处。如果你熬过了这个时期，你的生命将会进入一个非常不一样的境界。"

我之前做过十几年的电话接听工作，对声音非常敏感。虽然对方没有说话，但我听到了擦鼻涕的声音，好像还有鞋子在地上摩擦的声音。我继续说道："如果我的话对你有所触动，你觉得好受一些的话，你想流眼泪，那么就允许眼泪流出来。在这里，你是安全的，让眼泪流出来，对你身体有好处，也是爱自己最好的方式。"

我没有办法跟他求证他是如何聆听我的，但我猜测当时对方跟我产生了心灵共振。我感受到自己的声音是哽咽的，我告诉他："我跟你说这些话，是站在一个普通人的角度，我们一起面对着疫情。你是有幸的，成为几万个被隔离的人之一，是跟疫情完全在一起的人，而我是在家里。未来两年、三年、五年、十年以后，说起这段时间的疫情，我相信你立刻就会想到今天或者这一段时间的经历。可是，对我来说，我跟其他十几亿人当中的普通人一样，都不曾体验过你那份深刻的感觉。我特别恭喜你，你正在为这个社会，为这个国家，做这么好的事情，就是安分地守在这个酒店里。"

然后，可能也就那么几秒钟的时间，我闭着眼睛，似乎感觉到任何人都能听到我的声音。在喜马拉雅上，在任何地方……仿佛我面对的，不仅仅是这个十八岁的男孩，而是所有的人。我在表达让对方看到未来的自己的观点时，我内心有一份平静，甚至有一份特别的力量，从我的背后热烈地升起，那一刻我的腰杆非常直地挺起来，我越发觉得我跟他好像在同一个空间里，越来越近。

我发出来的语音、语调，我说的每一句话，我都能感受到自己被自己感动着。所以，我用能感动自己的言语告诉他，让这个 18 岁的生命知道，他并不是一个人孤孤单单地待在酒店，让他感受到，有人在陪伴他。

表面看起来，是我在帮助这个小男孩，但我自己同时也收获了一份能量。我说："我可是差不多 50 岁了，像这样的沟通，还是生命当中的第一次，所以我也特别感谢你，不知道你有没有在听，但我还是要感谢你。也许未来我们没有办法做第二次电话沟通或者见面，但是我很高兴的是通过我们这通电话，让我在疫情期间，做了自己力所能及的事情。我特别感谢你。你也不需要知道我是谁，即便我想关心你，也不知道还有没有机会。可是当下这一刻，我能做的，就是我们隔着一个空间，我在敞开我的心，表达我对你当下的感受，我知道你是不容易的。"

当我这么说的时候，我还是听到对方像是擦鼻涕的声音，这个声音听到的次数最多。我慢慢试着假设他的各种身份：

"当你回去见到你家人的时候，你会怎么跟他们分享你在这里的日子呢？"

"你未来成为丈夫，甚至是爸爸的时候，你会怎么跟你的爱人和你的孩子去讲述你的这段经历呢？"

"当你未来升职成为领导的时候，你会怎么鼓励你受苦受累的员工呢？"

"当你在未来 20 年，甚至 30 年后，回想起 18 岁的自己，那份内在升起的力量将会给你的生命带来怎样的不同呢？"

我不断地让他看到未来的自己，我也只能做这些，因为我不知道他过去更多的信息，我也不想引到过去。所以，我慢慢地这样去表达这份假设，或者表达我当下每一刻的心情，大概过去了 16 分钟，我问他："你还在听吗？如果你在听，你可以给我一个回应吗？因为，我知道你一定在听。"

虽然在这整整 16 分钟里基本上都是我一个人在说，对方除了一开始的拒绝之外，没有任何的语言，没有任何的回应，但我自己被自己感动了。我相信，对方也会被我感动。所以在最开始，我表达了对他的尊重，告诉他什么时候挂电话都可以。这就是我内心带出的一份允许，一份相信。除了尊重、允许、相信，在我的世界里，还有一个原则：OK 原则。它意味着，任何事情、任何人来到我面前，只要是发生了，都是 OK 的。对方也是 OK 的，我也是 OK 的，一切都是 OK 的，所以它背后是一份非常正向的接纳、慈悲的力量。

当通话时间到了第 16 分钟，我呼唤他回应我的时候，他还是没有说话，那边传来的只有像擦鼻涕的声音。这个时候，我准备最后讲几句话就结束通话，不管他怎么样，都要结束了。因为我已经讲到了现在和未来，讲到了他的各个层面上，讲到了他如果坚持下去，会对社会、国家、医务人员甚至疫情的帮助，以及对我的帮助。

我对他表达了感谢，回顾了前面讲的："你在这个过程中虽然没有声音，但也是在做贡献，你给了我非常大的力量，正在挖掘我内在的这份善念，在未来的工作当中，我会把今天你给我的这份善念的启发分享给更多人，今天的通话将会变成我生命里面很重要的一段经历。谢谢你。"

意想不到的是，在我们通话第 18 分钟的时候，他连续说出了四句话："感谢，感谢，感谢，谢谢你。"说出来之后，他便挂断了电话。

三、有陪伴，就有疗愈

我感觉在那二十分钟左右的时间里，我把这么多年所学习的理论框架、体验感悟，都调动了起来。其实，我所做的就是让自己活成一个似乎没有任何框架的人，然后调动内在的那份善、那份定，没有特别的招数，只是自己在那里自言自语，似乎也不是说给别人听，而是感动自己。这次通话给我的体悟就是我在学习怎么样感动我自己。我发自内心说出来的声音和内容，是不是能感动自己？如果我感动了自己，就很容易感动别人。

其实，只要有人在、有心在，就有陪伴。陪伴是我们心理咨询师特别重要的一份能力。简单的"陪伴"二字，隐藏着很多我们内在的架构，包括我们的修为；呈现出来的，就是我们的样貌、言行。

无论是来访者，还是生活中的亲戚朋友，如果我们在陪伴中出现与对方不同的观点、意见，首先要做的，就是反思自己：我在哪？我是谁？这份觉察意味着我学到了什么？我要担负的责任是什么？我要往哪里走？这样，我们内在的智慧也许就会被调动起来，全身心的感受也会被调动起来。平时深呼吸、静心的时刻越多，这份觉察就越容易在陪伴的当下升起，自然而然就能接纳他人并与人共舞。

和那个男孩通话的第二天，我收到了隔离酒店领导给我的信息，这个男孩当天下午就开始正常吃饭、交流了，情绪也平复了很多。后来，这个男孩接受了隔离生活，到隔离结束时，这个男孩对隔离酒店所有的工作人员鞠躬，感谢他们对他的照顾和陪伴。

当我听到这些消息的时候，心里特别温暖，这是必然的，因为我们的祖国太伟大了。也许这里面有很多系统性因素，才能帮助这个男孩度过了特别的14天。

无论任何人，生命里都会有纠结、痛苦，只要有了深层的陪伴，让他们的内在架构不断转化、向上、向前，让身体感受、让心理感受并进行一个流动和释放，他们的生命就会蜕变。

作者：姚佩君

第二节
及时清空：自助者才能助人

心理咨询师是一份助人的工作，工作性质决定了咨询师会接触到大量的负面信息和情绪。

尤其在新冠肺炎疫情期间，心理咨询师自己也处于这样的环境中，当来访者说起因为疫情导致的压力时，咨询师会不会也想起自己的压力。或者一个来访者说到他的家人受到了新型冠状病毒的影响，而咨询师的家人朋友也可能受到了同样的影响，这会不会勾起咨询师痛苦的记忆。

而在咨询关系里，心理咨询师是来访者的重要关系人，如果咨询师状态不好，来访者也会不好。所以，心理咨询师的自我照顾，就显得非常重要，只有先保护好自己，轻装上阵，才能帮助到来访者。

一、警惕替代性创伤

新冠肺炎疫情来势突然，散布范围也非常广泛，这样的环境很容易导致人的压力变大、情绪强度增强。从而造成以下后果：

1. 视野变窄。只专注于当下发生了什么，比如一个人咳嗽了，就马上想到他会不会是感染病毒了，会不会传染给我，而不去想他咳嗽的真实原因。也许他只是吃东西卡住了呢？只关注当前发生了什么，而不去长远地看待问题，比如只看到今天小区封了，行动不自由了，而不去想这只是暂时的。

2. 思考、整合能力变差，行为变得自动化，会有本能的反应。比如别人说了一个什么小道消息，立刻反应强烈，不去思考这个消息的来源是否可靠，内容是否真实。

3. 心理状态的改变。变得谨小慎微，具有攻击性，过度防御。对所有可能威胁到自己的人或事物都感到紧张。比如我们看到有些人会排斥从疫区回来的人，尽管对方核酸检测结果是阴性。

4. 身体疲惫。无法胜任各种事情和工作，甚至开始怀疑自己的能力，相信别人比自己干得好。

这些后果能不能得到缓解，取决于两个因素，一是本人的支持系统够不够，就是身边的人能不能给到足够的理解与支持。二是心理咨询师面对这样的人时，能不能稳得住。

咨询师可以根据与来访者互动的情况，来衡量自己的情绪状态。如果情绪强度是弱的，你可以和来访者开放地、深切地沟通，对一些棘手的问题，也相信自己有能力去面对。如果情绪强度增强，对咨询的处理能力就会变得很差，甚至偏激。此时，咨询师接受了超出承载能力的情绪，自我调节能力就会变弱，甚至自己的痛苦也被勾了起来。这个时候，就要警惕替代性创伤了。

替代性创伤发生的时候，会出现下面这些症状：

1. 情绪上，因为自己缺乏同理心和温暖而羞愧，因疲劳而暴躁，过度警觉，焦虑、麻痹、难以愉悦。

2. 行为上，过度照顾他人，也会过度要求他人，比如总是叮嘱别人洗手，出门戴口罩。

3. 思想上，自我批判，怀疑人生，怀疑别人。

4. 生理上，感到无力、失眠、做噩梦。

二、咨询师的自我保护

如果发生了替代性创伤，我们的工作与生活都会受到影响。所以，我们要多留意自己是否有替代性创伤的状况发生。我们可以去觉察自己的需求、情绪有无异常，关注自己有哪些可以利用的资源；也要平衡好工作和休息；以及多进行一些连接，和家人朋友保持联系，也可以去接触"更大"的事物，比如山、水、人文，如果出不去，也可以透过窗户看看外面，这样有助于我们把替代性创伤消灭在萌芽阶段。

疫情时期，心理咨询师更需要有意识地通过一些方式来照顾好自己，调整好自己的心态：

1. 提升专业技能。疫情期间，有很多来访者会有创伤和悲伤的问题，我们可以有针对性地提高这方面的专业技能，从而更好地帮助到来访者，丰富我们的内在，提升我们自己。

2. 定期督导。找几个志同道合的老师，建立一个小团体，彼此做对方的督导。疫情下情绪压力比较大，如果可以相互流动，一些压力自然而然就可以化解。在固定的时间里，做一些分享，讨论一些状况，都有助于咨询师的自我照顾。

3. 自我督导。疫情下很多时候无法做团体督导，或者不愿意做团体督导，也可以自我督导。就是把自己的音频或者视频录下来，自己以旁观者的身份去看，去给自己做督导。

4. 与人连接。每个人都需要和别人有所连接，连接的过程会使我们放松。如果别人靠近的时候，我们产生排斥心理，我们就要去看看自己的内在，当我们能看到自己内在的时候，就会很好地和别人产生连接。

三、调节情绪的方法

我们也可以通过以下这几种方法调节我们的情绪。

第一个方法是肌肉放松。当和来访者进行了一个非常紧绷的个案访谈之后，你可以靠在椅背上，伸展你的身体，放松你的肌肉，并且对自己说："虽然刚才的结果不一定理想，但我已经尽力了。"肌肉得以缓解，它就不会去承载更多的情绪压力。

第二个方法是拧干情绪。当我们工作了一整天之后，可能发现情绪很满。我们像海绵一样吸收了很多来访者的情绪，那我们就需要把它拧干。下班以后，不要急着离开咨询室。可以向左伸展身体，深吸一口气，再回到正中，再往右边伸展，吐一口气，再回到正中。大约两分钟的时间，一点点把你的情绪拧干。

第三个方法是抖一抖身体。坐在一把椅子上，将整个背部靠在椅背上，然后让你的身体自然地摇晃，大概摇晃几十秒。在这个过程中，你的情绪会自然而然地释放掉。

另外，我们可以去做一些水疗，还有背部的推拿和按摩，这些都是调节情绪的办法。

四、自我疗愈的方法

如果已经出现了替代性创伤的症状，就不能只是这样简单地放松了。比如觉察出自己缺乏慈悲，很难与来访者共情，可以采用下面的方法。

第一个方法，叫照顾圈。在你进入咨询室开始工作之前，手中握一个圆形物品或者球体，然后告诉自己，"我是全球助人工作者中的一员"，想象自己的同事、老师、其他助人者、整个国家的助人者，甚至全世界的助人者都在支持自己。为什么要这么做呢？咨询师在工作的时候，一般都是单打独斗的，通过这种办法，我们就会感到并不孤单。当我们知道自己是助人团体的一分子，我们内在就会感受到幸福，那份幸福感会让我们感受到力量。

还有一个方法，就是在咨询即将开始的时候，提醒自己，我们做这份工作的初心是什么？是因为兴趣，或是对人的好奇，还是因为想要去帮助别人。当我们始终不忘初心，就可以发现从每一个案例中，从每一个来访者身上都可以知道好多我们以前不知道的事情。每一个危机状况下的个案，他们的症状不一样，背景不一样，心态也不一样。这些不一样，是我们很好奇的事情，当我们能带着来访者去探索这些他们没有想过的事情，往往就帮助了来访者打开一扇窗，让他们看到不同的领域。

如果你感到焦虑、莫名伤感、失落或者无助，可以用想象安全堡垒的办法来进行自我调整。花一分钟的时间，想象自己在一个安全的地方，这个地方，可以是真实的，也可以是想象出来的，但是要留意这个地方所有的细节。你看到了什么，听到了什么，闻到了什么，嘴巴里是什么味道，喉咙里是什么感觉，心脏是否跳得厉害，你的身体是柔软的，还是僵硬的，你是否能关注到你周围的声音或者一些变化，还有，你触摸到了什么吗？四周又有哪些东西呢？让这些感受非常清晰地留在自己心里，并且相信自己是安全的、喜悦的、幸福的！当你可以随时召唤自己的安全堡垒时，你的大脑与身体就会跟着做出反应，如同你真实地存在于这个安全堡垒之中。

还有一个小小的方法，就是带着觉察，提醒自己深呼吸。吸气，呼气，再吸气，再呼气……当我们的情绪平静下来的时候，就可以看到与来访者的互动，而不是钻到他的问题里面。

咨询师必须要学会照顾好自己，只有先照顾好自己，才能照顾好来访者。当我们调整好了自己的身心状态，才可以轻装上阵，为生命服务。

作者：于明瑜

第三节
联合作战：咨询师和陪护员打配合

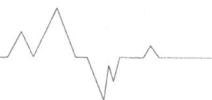

疫情发生后，中国生命关怀协会心理健康专业委员会组织了志愿者服务，为一线医务人员提供心理援助。但这种特殊时期特殊情况下的援助，和以往面对面的访谈有很大不同，很多程序被简化甚至取消，这就导致了一系列问题的发生：来访者信息收集的困难、咨询过程的责权不明，以及后续可能出现的问题，这些都为援助工作增加了难度。

一、安全陪护员的作用

针对这些问题，专委会设置了安全陪护员制度。安全陪护员作为咨询师的安全守护者，配合咨询师的工作，让心理援助能够顺利完成。

首先，安全陪护员可以防范职业风险。疫情期间对医务人员的心理救助都是用语音或者视频进行的网络咨询，没有文字的记录，也没有来访者的签名。每个来访者个体特质以及能量状况都不同，有可能咨询的时候情况很好，但是后续因为特殊的环境或者特别的压力而发生了一些突发状况，诱发了来访者的情绪崩溃或者重大事件。这个时候，从法律上来说，安全陪护员就相当于咨询过程的见证人，避免我们带着满腔热情和助人的初心，却遭到质疑和拷问。

其次，安全陪护员作为咨询师的助手，可以辅助咨询师的工作，例如与来访者联系，预约咨询时间，对来访者的基本情况和特殊情况都提前进行了解，同时告知来访者咨询的保密原则、时长以及范围等，使来访者对将要进行的心理咨询有基本的心理预期，打消心中的顾虑，愿意配合咨询师的工作，为正式咨询打下信任、敞开的基础。咨询结束后，安全陪护员请来访者对自己目前的心理状况进行简单描述或者打分，也对咨询师的服务进行评分，以巩固咨询成果，安全陪护员还可以负责填写咨询表格，向专委会汇报工作。有了安全陪护员的协助，可以大大减轻咨询师的工作压力，节省时间和精力。

二、安全陪护员的心态

一名合格的咨询师不仅要有满腔的热情，强烈为生命服务的意愿，还要有二级心理咨询师资格证。一名没有资格证的志愿者心里有些失落，感觉自己的价值没有被看到，他认为自己虽然没有去考二级心理咨询师资格证，但是有丰富的咨询经验，也有过自杀危机干预的案例。当姚佩君老师让他先做安全陪护员的时候，他心里有些沮丧，觉得陪护员只是个配角，只是个接待员。

当我觉察到他的这些情绪与念头时，和他做了与情绪对话和调整的练习，聆听情绪与情绪背后的需要。然后我问他："你是谁？咨询师证只是一个外在的证明，你心里知道自己有什么样的能力和价值，不是靠外在的证书来鉴定你的能力。专委会做这样的规定，是为了规范行业，也是为了对每个生命负责，我们个人必须尊重系统的要求。"

然后我问他第二个问题："你来这里的目的是什么？既然是服务疫情和医务人员，那么是自己的身份重要，还是被支持者重要呢？是自己参加援助的初心重要，还是情绪重要呢？"当聆听了自己的情绪，明确了自己的初心和目标之后，他心里慢慢地平静了，也接受了自己作为安全陪护员的身份。

调整好心态后，他每天认真地聆听群里各位专家老师的微课，明确了危机干预的技术与要求，同时反复阅读，熟悉陪护员的职责与流程、话术。然后，他非常肯定地对自己说："我准备好了！"接下来，他充满信心地等待组长分配个案。

三、安全陪护员的工作

当接到第一个个案时，这名安全陪护员有一些激动，想着终于有机会呈现自己了。咨询者是一名护士，自己和家人都被感染了，自己正在康复期，很担心家人的病情。

在准备和咨询者电话沟通前，陪护员先做了一个让自己回归中心的练习，呼吸，放松，回归内在。聆听自己当下的感受——有些轻微的激动和期待。自己的需要是什么？有机会助人了，能实现自己的价值了。再次确认自己准备好了，然后打开自己的心，创造一个温暖、积极、觉察、聆听的能量空间。

与咨询者联系后，陪护员先了解了她的基本信息、情绪状态，知道了她想通过咨询达到什么样的目标，再确认她的意愿和咨询时间。晚上8点，陪护员按照流程建好了自己与咨询师崔玉红以及咨询者的三人微信群，一切准备就绪。可是没想到，咨询者却临时取消了约定，原因是之前来看望过她的几个领导都被传染了，她担心在隔离病房摘了口罩说话会传播病毒，想等出院之后再做咨询。

安全陪护员心里有一些失望，但很快就通过深呼吸调整好自己，保持着接纳的状态，去聆听、尊重她的决定。虽然这次咨询没有做成，但咨询者感受到了陪护员的亲切、接纳和尊重，表示出院后会再次联系他。

因为有了第一次的经验，在对接第二个咨询者时，他就做了调整。陪护员反复与咨询者确认他现在的生活、工作、咨询的意愿和时间，然后和崔老师进行沟通，咨询按时、顺利开始。

咨询开始后，陪护员就按照规定，把自己的语音调为静音，做好咨询场域的守护者。打开自己的心，留意当下的场域里发生的一切，静静地聆听、陪伴。自己身在其中，却又不参与咨询，这和陪护员以往做个案不同，既是一种考验，也是学习。

崔老师是一个非常专业、熟练的咨询师，全程淡定、从容、温暖、细致、微笑地聆听咨询者陈述，适当回馈、共情，时而发问帮助咨询者梳理、区分他的情绪和背后的需求，时而给咨询者肯定、赋能，增加咨询者的内在力量。

在咨询前期，崔老师引领来访者确认了他主要的议题，用冰山理论梳理了来访者的"自我"，由最上层的行为至渴望层面，引导来访者看到自己的期待，从期待这个层次切入，和来访者做内在的连接，把他铆定在潜意识。只有来访者进入了自己的内在，我们心理助人者在来访者的潜意识工作才能得以进行，如果停留在意识层面，疗愈就无从谈起。

来访者咨询的问题，其实是因为疫情而产生的焦虑，他害怕被感染，感到恐惧。事实上，所有的焦虑、害怕，归根结底都是对死亡的恐惧。崔老师给他做了一个深度的、与一位去世亲人相关的咨询和告别。

在咨询的过程里，我们看到咨询者从开始的眉头紧锁、毫无活力，到对话练习后的眉头舒展、脸颊泛红、眼睛发亮，他的生命力回来了。我们当下特别开心，个案结束后第二天就收到了咨询者的反馈，说咨询效果非常好，他可以安心睡觉，不再害怕了。

陪护员感到非常喜悦与自豪，他与崔老师是一个团队，他们的默契合作与温暖陪伴帮助到被支持者，陪护员的工作是非常有意义、有价值的。

正如崔老师所说，作为心理助人者，咨询师不是拯救者，只是爱的管道。无论是面对面，远程视频，还是语音电话，让来访者中断的爱再次流动起来，让他的内在恢复力量，他自然就会得到疗愈。

四、安全陪护员的感悟

通过安全陪护员的工作，很多志愿者感触很深，也学习到很多，主要总结为以下四个要点。

第一，集体需要大于个体需要。个人服从、尊重系统的需求与范畴。

第二，在咨询开始之前调整好自己的生命状态。敞开自己，创造一个接纳、温暖、有爱的陪伴空间。在这样的空间里与咨询者沟通、交流，咨询者才能敞开自己，这是信任咨询师的重要前提。心理学家欧文·亚隆说过："如果没有高品质的连接，概念毫无用武之地。"如果咨询师和安全陪护员有一个状态不好，咨询效果都会大打折扣。

第三，相信。相信咨询师有能力面对咨询者出现的任何状况，相信咨询者的潜意识智慧会在咨询师的陪伴过程中得到启发，相信安全陪护员这个位置也有极其重要的价值。

第四，团队合作、系统运作的力量永远大于个人的力量，要懂得与团队相互配合，系统分工合作。

志愿者们还感恩了以下几个方面。

第一个感恩的是督导姚佩君老师。我们每次心里有对话的时候，除了自己调整，就是向姚老师表达感受与想法。姚老师都给予我们温柔耐心的聆听、陪伴、同理、接纳，让我们感受到她的慈悲与爱。

第二个感恩的是专委会的领导与组织者。每天安排各个领域的专家老师在群里分享，比如王建峰老师、刘贵勇老师等，他们都既谦卑又无私地分享了自己的理论与实践经验，干货满满，让我们学到了很多。

第三个感恩的是这次一起工作的所有老师们。大家都有满满的正能量，强烈的助人意愿，谦卑的表达，无论是咨询师还是陪护员，一切听从组织的安排，让我们感受到温暖和力量。

第四个感恩，是一些义工一直默默地做着各种琐碎的事务。比如组长高丽梅老师统筹安排每件事，温柔细致，有条不紊；黄秋燕老师收集证书，支持文案工作；朱书丽与苗健老师管理群信息的发布，随时随地都在；曹玉锦、茹婷老师热心积极与群里老师沟通，收集信息。他们的工作让一切进展顺利。

第五个感恩的是志愿者的家人。每当志愿者与群里老师或与咨询者沟通，他们就关掉电视，找一个地方安静地坐着，给志愿者创造一个安静的空间。

心理咨询师和安全陪护员，是并肩作战的战友关系，咨询前的准备、咨询中的共同陪伴、咨询后的完善工作，相辅相成，缺一不可。

在进入咨询之前，我们都需要做充分的准备，与自己的内在连接，虽然只是静静地在那里看着来访者、聆听来访者，其实我们心里在不停地运作着，把自己的所学整合起来，透过聆听把来访者没有表达出来的信息进行区分、澄清、反馈，在行动中创造，在创造中赋能，赋能自己，赋能他人，赋能场域，赋能集体。

作者：文花艳、王玉珍、崔玉红

第十章

新式"武器"，心理学前沿理论与技术

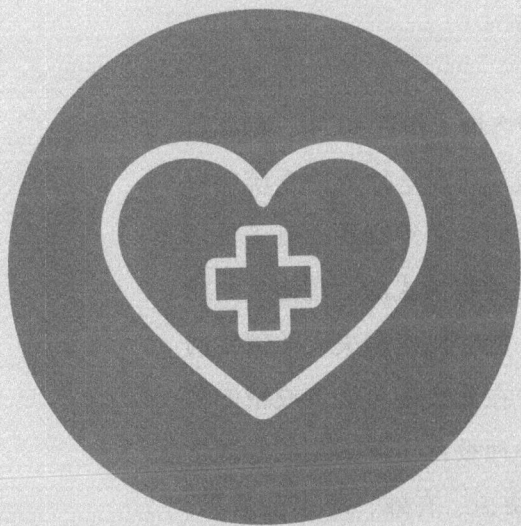

多年实战经验的成果

李新异老师从事教育与心理咨询工作近 40 年，创办新异心理教育之后，将多年的实践与研究落地成为系统的咨询辅导体系，在培养心理咨询师的十多年实践中有了更多的探索。他发现心理学不再是一种鸡汤式的心理慰藉，而是发展成与高精尖科技一样的，能够快速解决人的情绪问题与诸多深层问题的科学技术。在此次参与抗击疫情的远程心理危机干预实践中，新异心理教育实践多年的心理学前沿理论与技术，帮助达到了快速、有效、稳定的效果。这些理论和技术分别是潜意识情景对话技术、易经应用心理学咨询技术理论和家庭能量分析技术理论。接下来，我们对这三个理论和技术进行详细的解释，让你看到它们的真实有效性。

第一节
发现改变命运的秘密

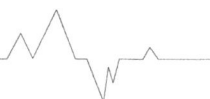

一、潜意识情景对话技术理论

　　潜意识是心理学术语，由心理学家弗洛伊德提出，是指人类心理活动中，不能认知或没有认知到的部分，是人们"已经发生但并未达到意识状态的心理活动过程"①。

　　潜意识如同埋藏在冰山下面看不见的一只手，控制着人的行为、心理与经验。人一生的痛苦、矛盾纠缠、情绪反应，背后都是潜意识在影响。不了解潜意识，就只能被自己的潜意识所掌控。弗洛伊德的弟子，心理学大师荣格说："你的潜意识操控着你的人生，而你却称其为命运。当潜意识被呈现，命运就被改写了。"②

　　潜意识情景对话技术，是咨询师引导来访者在高度清醒的状态下，通过对话交流的方式，使其重新经历现在和过去的烦恼与痛苦事件，释放积压的负面情绪，让身心逐渐畅通平静。逐步深入到潜意识里进行学习、探索，是释

---

① 百度百科网："潜意识"，2022年12月1日。
② 个人图书馆网：《荣格：当潜意识被呈现，命运就被改写了》，作者：安静之门，2020年4月19日。

放压力、解脱束缚、提升生活智慧的一种技术组合。通过这一技术可以快速重建人的心智模式与行为模式，将负能量状态的人转化成充满正能量的人，改善家庭关系，以及孩子的精神面貌。对来访者进行心理重建，能帮助来访者重新构建完善的人格。

《黄帝内经》中讲到情志病：喜伤心，怒伤肝，悲伤肺，思伤脾，恐伤肾。我们的传统文化也明白地讲到，情绪是如何影响一个人的方方面面。认知会推动情绪，情绪也会影响认知，在认知和情绪的互相作用下又会产生一些行为反馈。那认知、情绪和行为三者，哪个起了最关键的作用呢？通过对大脑结构分析得出，情绪对我们的影响是至关重要的。我们的大脑分为边缘系统和新皮层，新皮层主管思考；而大脑边缘系统包括脑干、下丘脑、杏仁核、海马体等，主管我们的情绪。

我们因经历重大事件而产生的负面情绪，比如恐惧、焦虑等，会长时间储存在海马体和杏仁核里面。这也是人类的一种自我保护，可以让我们在以后遇到同样情绪的时候，迅速启动我们的认知和行为反应，从而避开危险。心理学上把这个情绪反应叫作"潜意识条件反射情绪"。由这类情况推动的思维、行为及生理反应是一套自动运行的程序，其特点是发生时往往不容易被觉察到，或者觉察到了也不容易调控。

从情绪的产生方式，我们可以把它分为三大类：基础性的情绪、认知评价情绪和潜意识条件反射情绪。基础情绪好理解，就是一个人在一般生活状态下情绪值的高低，犹如火山的活跃度。这部分情绪，大多受到原生家庭，以及从小到大的生活成长经历的影响。这也是为什么有的人情绪一碰就炸，而有的人能很好地控制自己的情绪。认知评价情绪，就是当我们对某件事或某个人有了认知评价之后，会产生相应的情绪，而这部分情绪又会推动我们之前拥有的基础情绪。而潜意识条件反射情绪，是下面要重点分享的。

二、两个实验

第一个实验：巴甫洛夫的狗

关于潜意识条件反射情绪，有两个实验分享给大家。这是两个生理性的实验，其中一个是俄国的"巴甫洛夫的狗"。在实验中，狗看到食物会摇尾巴、流唾液，呈现出愉快的情绪状态，这是动物无条件反射。当巴甫洛夫增加了摇铃铛这一个条件时，把食物和铃铛同步化，这个时候狗也会分泌唾液、摇尾巴，产生愉快情绪。所以，狗对铃声的反应就是一种条件反射。原本食物对狗来说是无条件反射，但现在铃声和食物同步化之后，就形成了狗的条件反射。

第二个实验：大白鼠和婴儿

另一个是华生对 8 个月大的小婴儿阿尔伯特做的实验。一开始阿尔伯特跟宠物大白鼠玩得很开心，情绪很愉快。这时华生敲了一声槌响，小阿尔伯特听到后"吓了一跳"，本能地产生恐惧反应，然后把大白鼠推开，并对大白鼠产生恐惧情绪反应，进而产生惊吓逃跑的行为反应。如果对小阿尔波特的行为和表现进行分析的话，他的第一个刺激点是大白鼠，情绪反应是愉快的感觉，产生玩耍的行为反应是适应性的行为。同时给他敲了一大声槌响之后，他产生了恐惧的情绪，从而产生了惊吓逃跑反应，这同样也是他的一个适应性行为。当经过一段时间连续的反复刺激之后，小阿尔巴特就对大白鼠和声音产生了条件反射，使小阿尔伯特在面对大白鼠时，如同听到巨响一般产生恐惧的情绪反应，继而就在恐惧情绪推动下，产生了惊吓逃跑的行为反应。这个时候他表现出的就是非适应性行为。

更让人遗憾的是，不仅大白鼠给小阿尔伯特带来了受惊吓、恐惧的情绪，产生了逃跑行为反应，之后，小阿尔伯特看到小白兔、小白猫甚至那白胡子的老爷爷、白色的毛绒玩具等都会产生类似的恐惧情绪，从而产生类似的惊吓逃跑反应，这些都属于生物非适应性行为，在心理学中，叫作创伤后应激障碍。这种情绪，我们把它叫作潜意识条件反射情绪，它存在于潜意识中，如同"一朝被蛇咬，十年怕井绳"的感觉，也是自动形成的程序化的行为和思维模式。一出现刺激，大脑就分泌相应的神经递质，通过相应的路径进行信号传输，继而产生相应的反应。这一条路径是很顽固的，很多人在遇到相应的刺激点之后调控不了，有的根本就没有觉察到，或者觉察到了也没有办法控制，一旦遇到某个刺激点，行为就自动发生了。其特点是通过后天的条件刺激，建立情绪、思维和行为反应。

既然是后天建立起来的，如果能确定是哪个刺激点引发的一套情绪和行为反应，并确定这一套程序性模式，就能够有效地处理它。但是，如果我们在不自觉或者是没有觉察的状态下，自己都不知道是哪个点引发反应的话，这样的潜意识条件反射产生的很多情绪和神经链，就会控制我们去做一些不利于我们生活的行为和选择。

三、找到影响情绪的刺激源

强刺激源

通过这两个实验，我们知道了潜意识条件反射情绪需要条件刺激才会产生，比如说某个人或某件事。这样的条件主要分为两种，其中一种是突发性的强刺激，比如重大的家庭事故、身体疾病、创伤等，都会形成一个较强的神经条件反射。

比如说这次的新冠病毒，对于一线的医务人员和很多感染者来说,都是一个强刺激。他们在这次重大事件中,在高度焦虑状态下,会出现很多由于强刺激导致的情绪,以及由此产生的行为和思维反应。比如一线工作的医务人员,在工作的时候,整个神经是绷紧的,只顾着怎么帮助病人,怎么完成工作,没有时间考虑其他事。但当他们停下来休息,自己一个人的时候,是最痛苦的。白天的很多状况,就会在晚上放松的时候,通过身体和心理的反应呈现出来。还有一些医务人员在看到病患抢救无效时,身边的同事或者朋友突然感染时,会受到非常强的刺激,这些刺激可能会产生非常大的情绪反应,比如内疚、自责、罪恶感,等等。

这就是当我们处在高度焦虑状态下,身边发生的一些事情成为我们的刺激点,继而导致了相应的情绪,然后产生行为和思维反应。所以,在重大事件发生的过程中,有很多的创伤就是这样形成的。其实就是一个个强烈的刺激点,导致一系列情绪、行为、思维和生理反应自动化运行,乃至泛化开来影响生活的方方面面。当疫情发生时,所有人都朝着一个目标努力:让疫情尽快结束。在这种目标导向的状态下,很多人都在调动身体全部的能量去工作,去面对身边的人和要做的事。一旦疫情结束,人的高度紧张状态放松下来,会形成很多潜意识条件反射情绪,这些情绪甚至会泛化到生活中。

弱刺激源

还有一类刺激是弱刺激,通过增强循环产生心理泡沫,形成反应的自动程序化。比如孩子厌学,一到学习场景,就不由自主地分心、思维涣散或者陷入学习低能的状态,进而身体疲乏,甚至感到莫名烦躁,然后被家长和老师批评,产生更多负面情绪,学习变得更加低能。如此循环,久而久之就形成了厌学的条件反射情绪。在这样的情况中产生的负面条件反射情绪被不断地循环增强,并形成了稳固化的潜意识条件反射神经链，从而造成更加厌学的结果。所以无论是强刺激还是弱刺激，最后的结果都会让个体感到无助、无力和无奈。内心非常想改变，但自己似乎在被什么程序控制着，一到那个情境就不由自主了。

要从根本上解决问题，就需要找到影响情绪的刺激源，对自动化程序进行反向操作，建立新的积极的自动化程序，并固定下来。

四、利用潜意识解决实际问题

与来访者的初次接触

有一个女性来访者，她连续七天，每到下午四点就开始心慌、胸闷、气短、呼吸困难，并且全身发抖、酸痛，情绪崩溃，抑制不住地大哭，要不停地说话才能缓解痛苦。她的情况已经形成了情绪导致的躯体化症状，比如头痛欲裂，身体发抖，心慌，心跳加速，呼吸不顺畅，觉得胃里面有一大块东西堆积着等。很多天里每天都只喝一点点稀粥，而且还会呕吐。这些症状让她非常恐惧，她担心感染了新冠。

她来咨询的时候说，有一天下午四点，看爱人在沙发上拿着手机玩得很开心，她悄悄走过去，发现爱人在跟一位女士聊天，聊得非常暧昧。就在那一刻，那个信息，使她整个人懵掉了，然后就突然心慌，身体不断地抖动，出现各种身体状况，大脑一片空白。所以她来咨询的时候，咨询师首先是陪伴她，让她说出来，然后找到了她产生身体问题的重要刺激点。那天下午四点家里发生的事，就是她的强刺激。强刺激出现之后，她随即产生了巨大的情绪，有愤怒、生气、恐惧、不可思议等。整个身体出现了情绪推动下的躯体化症状：心慌、呼吸急促、头痛欲裂，身体发抖等。

咨询师通过分析和原理讲解，使她明白了自己身体上的症状，是强刺激形成的潜意识条件反射情绪，进而引发的躯体化反应，是情绪的原因，并不是身体出了毛病。她意识到：我的身体是健康的，是我的情绪太过激烈，需要调整。当时是早上九点三十做的咨询，她担心到了下午还会那样。由于躯体化反应和情绪反应记忆非常深刻，导致她一想起来，就会感到恐惧。

我们要做的第一步是让她自己有觉察，或者是让咨询师帮助她分析，那么强烈的情绪产生的行为、思维反应，在什么情境下还会发生，什么情境下不会发生。如果能够找到刺激点，我们就可以进行靶向疏导。觉察或找到刺激点之后，人就会松一口气。原本她不知道原因，现在知道了，那牢牢地抓住情绪就可以了，抓住面对这个刺激点时的情绪，并且调整它，就能解决问题。

于是，我就跟来访者讲，让她在四点之前或从三点开始，做几个动作：一是让紧绷的身体放松，将自己的情绪调整到一种积极的状态，然后去替换一到四点就会因为那个刺激点而产生的负面情绪，从而获得一套新的程序性条件反射。比如在家里跑步，做瑜伽，做甩手功等，运动会让我们的身体产生多巴胺和内啡肽，多巴胺使我们快乐，内啡肽可以抑制痛苦，都是能够让人平静甚至愉悦的。当天下午，她就按照我们的建议去做了。她先让身体运动起来，再让情绪慢慢平静下来，调动起来之后，不知不觉那个四点的坎过去了，她发现自己居然没有产生之前那种情绪和行为及思维反应，这就是她的一次成功经验。

同时引导她去回想工作中的成就感，她是一个工作能力很强的人，在单位很受人尊重，把她的这种资源调动起来之后，使她产生较高的自我评价和积极情绪，从而解决了下午"四点躯体化"症状的问题。

之后我们又连续沟通了几天，帮助她用好的情感体验调动积极情绪，替换掉之前不好的刺激产生的思维及行为反应。后来，她用平和的方式跟老公沟通之后，让老公也来做了一次咨询。老公来做咨询，他们一起解决问题，她的状态就恢复了，咨询师帮她把强烈刺激导致的身体症状，以及可能导致的家庭危机给化解了。

五、面对疫情的办法

同样的方法，我们也可以用作面对新冠病毒，把新冠病毒作为一个刺激点来看待。人们一想到新冠病毒，内心就害怕、焦虑，担心自己或家人被传染上，导致身体有点咳嗽、发烧、感冒时，就怀疑感染了病毒。这些都是在原来条件反射基础上迁移、泛化来的，也是由情绪推动的单向思维或灾难性思维。解决办法同样是认清这只是新冠病毒形成的潜意识条件反射情绪，进而引起的迁移、泛化导致的。认清问题本质后，就可以首先调整情绪，通过大量的运动来降低焦虑情绪，然后调整认知，告诉自己现在中国是很安全的，只要我情绪稳定甚至积极乐观，身体的抵抗力和免疫力就会更强。同时，补充预防病毒和治疗新冠的相关知识，做到心安不惧，正气内存，邪不可侵。这样内心从容淡定，有身体方面的症状就找专业医生诊断，把专业的事情交给专业的人来做，让自己保持乐观情绪并积极配合就是对身体最好的负责。放下那些不必要的担心，理性处理问题。每天将这样的程序重复运行几遍，并加大身体运动量，很快新程序就能替换担心、害怕的旧程序。

几乎所有的重大心理问题都是潜意识条件反射的自动运行导致的，几乎所有人都会存在或多或少、或轻或重的潜意识条件反射心理现象。明白其中的原理，淡然处之，积极地自我觉知并调控，一定能将问题化解于喜悦之中。同时，也可以用这个方法建立积极的潜意识条件反射情绪，让自己的行为、思维和情绪模式更优化，继而完善性格，成为更优秀的人，过上更幸福的生活。

作者：李新异、冯映云、陈卫英

第二节
生命转角处的机会

一个人的思想念头、行为模式、人生观、世界观、心理历程、生活背景、生活方式、夫妻关系与互动的心理模式、对事物的情绪感受，均会以能量的形式向后代的身心传递和复制，并以无形的方式牢牢地控制、影响着后代的思想、行为、心理、生理与精神，如同遗传基因却又比遗传基因更无形。家风家貌、道德品质、精神面貌等都是能量状态的一种反映。

家庭能量所形成的潜意识影响着人的人格、行为模式、人际模式与心理特征，也影响着下一代的能量状态。儿童的重大疾病、过激行为与部分成人的重大疾病，以及重大社会变异问题与人的行为变异都受到家庭能量形成的潜意识的影响。

家庭能量分析技术，就是根据家庭能量形成潜意识的运行原理和因果规律，通过对咨询对象从胎儿期到成长过程中与父母及其他家庭成员之间的相处模式、心理状态而进行的系统分析，帮助梳理出咨询对象与心理问题形成的潜意识根源与脉络，引导来访者清楚地看到潜意识是如何在家庭中形成并影响到生命状态的，从而使之正确认识问题，修正错误观念，进而快速地将负能量转化为正能量，帮助咨询对象实现心理重建。

一、生命的流动

母亲是我们来到世界上第一个与之建立关系的人，我们和母亲的关系会形成未来关系的模式和基础。美国女作家萨拉·约瑟法·黑尔（Sarah Josepha Hale）曾说过："世界上没有什么比母亲带给我们的影响更大。"

当我们还太小，对这个世界无法理解时，母亲会对我们的行为进行反馈，让我们理解这个世界。完美的情况是，我们哭，母亲的脸上就会表现出关心；我们笑，她也会特别高兴，她的表现会与我们的表达同步。这个时候，我们与母亲是一体的。当母亲的反应与我们的需求协调一致时，我们能从母亲温柔的抚摸、温暖的拥抱、稳定的关注和甜美的笑容中获得安全感、价值感和归属感。母亲把一切美好的东西倾注给我们，我们的内心也会形成一个"美好感受的容器"。

小时候，我们需要获得足够多的美好体验，并且相信这种美好一直存在。而我们如果没能从母亲那得到足够多的美好感受，我们会很难相信生活。当内心的感受容器是丰盈的，即使我们遇到挫折与障碍，也能相信生活的美好。我们和母亲之间的关系顺畅时，健康、财富、成功，还有爱也会随之而来。我们和母亲的关系遭到破坏时，恐惧感、缺失感、不信任感等痛苦的感觉就会影响我们的内在。

母婴关系如果一直处于恶劣或是冷淡的情况，负面的体验与感受就会让孩子陷于沮丧和自我怀疑之中。最极端的情况是，如果负面的状态一直持续下去，这样长大的孩子对他人也会感到失望、愤怒、麻木和迟钝。

假如早期的亲子关系中断，无论是永久的还是暂时的，由此造成的母亲和孩子之间的隔阂会对孩子未来的心理状态产生影响，成为孩子生命中众多挫折的来源。而母亲和孩子之间的关系状态，也会对孩子未来其他关系的建立产生影响，甚至成为孩子产生人际关系障碍的原因，使孩子在亲密关系中会经历更大的挑战。

二、创伤如何留在我们的记忆中

我们大多数人都不记得3岁之前发生的事情，因为生命早期的经验已无法从我们的记忆中被提取。根据记忆保持时间长短的不同，分为长时记忆和短时记忆，而能够对我们的心理产生影响的都是长时记忆。长时记忆又分为陈述性记忆与非陈述性记忆两类。

陈述性记忆是指我们有意识地回忆事情，可以用语言把信息和经验组织、分类并存储起来，之后变成的可提取的记忆，就像从书架上找到一本书的过程。

非陈述性记忆是指不需要有意识地回忆，是我们对已学内容自动提取的能力。例如，当我们骑自行车时，我们只需要脚踩踏板，不用去记住让自行车前进的每一个步骤，骑自行车的记忆已经被我们内化。然而，这种类型的记忆往往难以用语言描述。

从胎儿期、婴儿期到童年早期这段时间里，我们的大脑还没有发育完全，还不能将我们的经验转换成可叙事的形式，只能作为陈述性记忆储存下来。这个阶段中我们经历的某些创伤经验，常常作为非陈述性记忆存储下来。

因为没有语言的记录，创伤的各个部分都没有各自的命名，因而沉没于我们的记忆深处，成为我们潜意识的一部分。在我们丰富的潜意识中，不仅存储了我们自己的创伤记忆，还遗留了我们的先辈未能处理的创伤经验。两者共存于我们的潜意识中，因此我们会重新体验先辈的创伤，并且以为那是属于自己的。

当发生母婴分离的创伤时，因为我们对此没有陈述性记忆，内心没有得到满足的需要会无意识地表现为无限的渴求。早期分离带来的恐惧和焦虑也会破坏我们现有的生活，让困难与不适的感觉挥之不去。

三、早期分离的类型

尽管绝大部分女性都想成为一个好妈妈，用最大努力尽到母亲的职责，但仍然有很多不可控的情况发生，导致母亲与孩子分离。比如母亲患病住院、工作忙碌、长时间出差不在家，或者待在孩子身边却很少关注孩子，甚至怀孕时态度消极，等等，这些情况都会损害正在建立中的母婴关系，让孩子感觉不安全。

与母亲早期分离的一个常见表现是，孩子会强烈地排斥、责怪母亲。

一个经历过关系破裂的孩子，当他可以去重建与母亲的关系时，他会感到犹豫。而关系重建的方式会成为孩子今后建立关系的模板，导致这个孩子在今后与伴侣建立关系时，也会感到犹豫。重建关系的失败会带来亲密感的缺乏，并且这种缺乏是无法解释的，也会给日后的关系蒙上阴影。

另外一种表现是，孩子觉得很爱母亲，但因为与母亲之间的关系一直没有完全建立起来，他们会觉得母亲是脆弱的，是需要他们照顾的。在这种情况下，孩子反过来照顾母亲，他们对母亲的需求通过这种方式表现出来，会无意识地以自己渴望的方式去照顾母亲。

案例一

失去父亲导致母亲与孩子之间早期分离

阿珍是个 26 岁的年轻女孩,最近经常感到莫名的恐慌。

第一次体验到恐慌,是她在工作的管理团队内完成了一次成功的报告,坐地铁回家时,突然视线开始模糊,耳朵像是被堵住了,感到晕眩。她很害怕,觉得这种感觉很陌生,以为是中风了。她发现自己陷入了一种麻木的状态,她感到无助和无力。这种感觉在一周后再次出现。第三次是她正在购物的时候。后来,这种恐慌的侵袭几乎每天都会发生。

当问到她童年经历的时候,她说在 2 岁的时候,一天夜里有个人到他家来,说她的父亲在钻井爆炸中身亡了,母亲瘫倒在地上。那天晚上,母亲第一次没有哄她入睡,也没有在她睡着的时候亲她的额头。从那一晚后,一切都变得不一样了。

2 岁的阿珍和她 4 岁的哥哥被送到姨妈家住了一阵,母亲受到刺激后整个人陷入了麻木的状态。阿珍和哥哥在姨妈家的那段时间,母亲也会去看望他们。看到妈妈来了,她会冲到门口去迎接母亲,但是她感觉母亲就像是一个陌生人。母亲弯下腰拥抱她,她看到一张红肿的脸,阿珍以前从未见过妈妈这个样子,她感到害怕。当母亲紧紧抱住她时,她开始发抖。她想告诉母亲自己有多害怕,当时幼小的她只知道母亲变了。母亲看起来十分脆弱,不能照顾她的孩子们了。

阿珍将自己的恐慌与童年经历联系起来,找到了焦虑的来源。

她开始记起来自己早年感觉到无望和麻木的那些时刻。尽管一直和母亲很亲近,但当她描述母亲时,母亲是脆弱的、孤独的、需要被照顾的，同时也是温柔慈爱的。当她说出这些后她才知道，自己作为一个孩子想要去抚慰母亲巨大的悲伤时是多么无助。对一个孩子来说，努力安抚母亲是不可能完成的任务，这让阿珍感到孤独、不安、害怕。

对于阿珍的疗愈，我们采用团体排列、内在排列或意象对话。

当恐慌的感觉再次来袭的时候，阿珍会提醒自己，这种恐慌只是一个害怕的小女孩的感受，她会将恐慌驱赶开。一旦她能面对自己内在的这些感受，便可以让焦虑不再进一步扩大。阿珍试着将呼吸变得深长，同时将注意力放在焦虑的感觉上，并试着说一些疗愈的语言，来安抚自己内心的小女孩。她保持深呼吸并对自己说："我在这里陪伴着你，我会好好照顾你。你不会再独自承受这些感受了。相信我，我会让你安全。"阿珍越多地做这样的练习，就越相信自己有能力照顾好自己。

案例二

内在冲突的根源来自分离

默默，一位女士，由于内在冲突而疲惫不堪，在感情和事业上也出现了诸多障碍：她30岁时，就已经经历并结束了三段有可能走进婚姻的关系；事业上，也无法坦然接受新职位。造成这一切的原因，在默默的童年经历中找到了答案。2岁时，她的母亲陪父亲去外地出差，让保姆照顾默默3周。

第一周，默默会紧贴着母亲穿过的毛衣入睡，那件毛衣是在天冷的时候，母亲哄她入睡时穿的，默默在熟悉的感觉和味道中感到安慰。第二周，当保姆给默默毛衣时，她拒绝了，避开毛衣，自己哭着，咬着手指睡着了。

三周过后，母亲回来，兴奋地，急匆匆地要去拥抱自己的女儿。原以为默默会像以前一样扑到她的怀里，可默默只是低头看着自己的娃娃，感到身体紧绷，充满拒绝和排斥感。母亲感到很奇怪，也很困惑。后来，母亲对默默的表现进行了合理化解释，认为默默变成"一个很独立的孩子"了。

由于并未认识到修复关系的重要性，默默的母亲忽视了女儿内心的脆弱，没有进一步去重建和女儿的关系。母女之间一直有距离感，这种距离感被默默带入到自己的生活中，让她在以后的关系里都无法体验到安全感。对默默而言，进入感情意味着陷入不可预知的危险。她总是渴求又害怕亲近一个人，而这种矛盾的感受本身又让她更加恐惧。

在没有把这些与童年经历联系起来时，她总能在追求她的男性身上发现不足，并在他们可能离开之前先离开。这种内在的冲突也反映在她的事业方面。每当她接受一个新的职位，都会充满质疑，担心出现一些不可避免的问题。她无法信任他人，担心所有人都会背叛她。这其实就是她对母亲的感受。

如果我们在生命早期经历了与母亲的分离，没有关系，一切都来得及。因为关系的修复并不仅限于童年时期，我们一生中任何时候都可以完成疗愈。

让一个母亲无时无刻地充分关注自己的孩子，是不现实的，在照料过程中一定会出现一些小情况。当这些情况发生时，修复的过程是一次很好的成长经历，让母亲和孩子都有机会学习如何处理痛苦，并且重新建立连接。最重要的就是我们要去进行修复。实际上，反复地修复关系同样能够建立彼此的信任，并且帮助母亲和孩子建立安全的依恋关系。

四、亲子中断的代际间传递

有些早期分离的创伤是发生在我们自己身上的,但我们知道创伤会在代际间传递,母婴连接的中断也可以在代际间传递。在我们能够觉察到之前,我们已经和家族的历史联系在一起了。从胚胎学的角度解释,当我们还是未受精卵时,我们就和我们的母亲、外祖母共处一个细胞环境中。五个月的女性胎儿卵巢已经形成,所以当外祖母身怀母亲五个月时,未来会形成我们这个人的体细胞就已经存在于母亲的卵巢中了,也就是说,甚至在我们的母亲出生之前,我们的母亲、外祖母以及我们最早的痕迹已经存在于同一身体里了——祖孙三代共享一个生理环境。

同样地,当我们的父亲还在他母亲子宫内时,形成未来的我们的精子前体细胞已经存在于父亲的身体里了。

因此,此时外祖母或祖母的情绪不仅会影响我们的母亲或父亲,也会留在我们的细胞记忆里。设想,如果此时,外祖母突然失去至亲至爱的人,这种悲伤的情绪浸没她的女儿、外孙(外孙女)共享的身体,那份来自心底的深深的悲伤也会留在我们的母亲和我们自己的身体记忆中。

亲子中断的创伤也会在代际传递。有时,这种关系的中断并不是实际身体接触上的,而是一种精神上的分离。母亲可能就在我们身边,但是母亲的情感和心却离我们很远。

案例三

亲子中断的代际传递

阿明是心理治疗师,他的姥姥在 2 岁的时候,就成了孤儿,是由她的祖父母养大的,姥姥没有感受过来自她妈妈的照顾。阿明姥爷的身世也同样曲折,他 5 岁时,他的母亲在生孩子时就去世了。

阿明的妈妈是由姥姥抚养长大,姥姥内心深处自小失去母亲的创伤也会传递给阿明的妈妈。尽管姥姥过去在妈妈的生命中真实存在过,但她所给予的情感也不足以支撑妈妈之后一路的成长。这种情感连接的缺失也会传递给阿明。

阿明的姥姥、姥爷都在他们很小时失去了母亲,因此他们不经意间就传递了这种创伤。在阿明的家族里,这种母婴连接的中断已经至少经历了三代。母亲出生前没有经历这种连接的中断,外祖父母不能满足母亲对爱的需求,这种缺失常使母亲陷入焦虑与不安。

阿明的母亲遗传了外祖母的应激模式,阿明也一样。

他记得大概五六岁时,每次母亲出门他就会感到害怕。之后他会去母亲的房间,打开母亲装丝巾和睡衣的抽屉,把自己的脸埋在里面,这样就可以嗅到母亲的味道。阿明很清楚地记得,当他见不到妈妈的时候,妈妈的气味就是他可以留住的全部。长大后,阿明和母亲分享这些记忆时,了解到妈妈也做过同样的事情——她在外祖母出门后,把脸埋在外祖母的衣柜里。

从这个案例中可以看到,母婴连接的早期中断,早在能够意识到之前就已经发生了。它所带来的影响保存于我们的潜意识中,并像一种躯体记忆一样存储于我们身体里，在我们面临任何被拒绝或被抛弃的情境时，便会被唤起。

为了终止家族中这种代际创伤的传递，实现自身疗愈，阿明认识到他需要修复与母亲的关系。

我们都知道，人一生中完全没有任何创伤是不可能的。即使在我们死去后，创伤也不会终止，它带来的痛苦会继续滋长，影响着我们的后代。幸运的是，人类具有复原力，并且有能力疗愈各种类型的创伤。创伤的影响会在我们生命中任一时刻出现。我们需要做的，就是保持洞察力，采取合适的方法应对。

疗愈的方式可以是通过团体疗愈工作坊、一对一个案排列、内在排列、意象对话、冥想、关注积极的情绪与思维等方式。这些都可以激活我们的基因，并且有益于我们的健康。

对一些人而言，在我们成长的过程中，父母对我们的养育方式有不够恰当的地方，可能10%是不好的或对我们是有伤害的，其余的90%是好的；毕竟我们活下来了，没有流落街头或在孤儿院长大，但是我们却把那10%无限地放大，而忽略了90%的好。当我们能够去看向那90%的好，就会发现，其实母亲对我们的爱，一直都在，是我们自己关闭了心门，那是小孩子的自我保护。当我们能够看见妈妈对我们90%的好，就会生出一份感恩。而感恩是一个人成熟的标志。当我们成熟了，就可以放下小孩子式的拒绝，穿越中断的创伤，主动走向妈妈，拥抱妈妈，同时也拥抱了自己。

作者：李新异、冯映云、邓琨

第三节
打通心理咨询的任督二脉

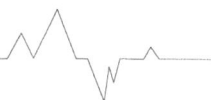

前两节中我们了解了新异心理教育核心的心理学前沿理论与技术,也看到这些理论与技术在实际咨询中的应用,效果都是快速而且显著的。那如何成为一名熟练掌握并灵活运用这些理论与技术的合格咨询师呢?

一、规则:通往自由的路径

存在主义讲人有 5 个天敌:死亡、孤独、贫穷、无意义和自由。我们每个人都渴望自由,有人希望自己可以财富自由,有人希望自己可以时间自由。我们作为心理学工作者,更希望的是心灵自由。

但是自由从哪里来呢?自由来自对规则的遵守。当我们隶属一个家庭的时候,要遵循家庭的规则;当我们隶属一个组织的时候,要遵守组织的规则;当我们隶属人类这一生命共同体的时候,也要学会遵从生命系统的秩序法则。洞悉法则是一种智慧,遵从法则需要内心的力量。为什么呢?因为遵守法则,就意味着可能会失去一些自由。我们真的可以拥有无限自由吗?面对生死,我们没有自由;面对更大的系统,哪怕是一个小小的病毒,我们暂时没有办法找到特效药去应对时，也没有自由。作为心理从业者，要学会遵从心理咨询师的职业伦理。这是第一步，我们要在自己的心里建立起规则意识。

二、咨询之初的两个评估

当我们面对来访者的时候，最开始需要建立关系，这也是安全感建立的过程。接下来以我对当事人做出的两个评估为例。

对当事人内在生命力的评估

怎么解读内在生命力呢？比如说先天的部分，有的是父母本身就比较弱；有的是妈妈在怀孕的时候，经历了人生中重大的负向事件；有的是在出生前被期待是男孩，出生后却是女孩；有的是父母在怀孕的时候没有完全做好准备，起心动念想要放弃孩子，等等。由于这些因素造成孩子先天生命力不足，都可以理解为是先天的部分。

父母或重要抚养人以及老师所创建的教养环境，可以理解为后天的部分。这种环境是有爱的还是没有爱的，是有保护的还是没有保护的，是安全的还是不安全的，是肯定鼓励的还是否定指责的，都会给孩子的成长带来影响。从孩子的胎儿期到一岁是安全感建立的时期，1~3岁形成的主要是自主感和资格感，然后3~7岁形成的主要是主动感和价值感。孩子刚出生的时候，是先天的"真我"状态。出生之后最早形成的是"父母的我"，是父母和重要抚养人所创建的环境决定了孩子感受到的"我"。这个环境因素我们称之为心理营养的部分，也可以理解为后天的部分。

也就是说，一个人内在生命力的强弱，我会根据先天和后天两方面做一个评估。

对心智模式的评估

什么是心智模式呢?就是我们解读世界的角度,回应世界的方式,应对人、事、物的态度和模式。作为心理专业助人者,我们都听到过这样的说法,问题本身并不是问题;怎么解读、回应这个问题,才是我们最终的问题,这也是和第一步的内在生命力部分有直接关联的。

我们发现一个内在生命力很旺盛、生命能量足够的人,更容易从善的角度去解读这个世界,更容易从爱的角度去回应这个世界,他应对人、事、物的态度和模式,更多是朝向关系和谐的方向,是向身心健康的方向发展的。就好像我们在家里面对自己的孩子,当我们自己心情很好,很舒畅的时候,孩子犯一点小错误,我们通常能够接纳;但当我们自己在外面累了一天,或者伴侣之间发生了激烈的冲突,自己已经处在一个生命能量很低的状态下,这个时候孩子过来做跟刚才同样的事,可能我们就会大发雷霆。所以,最核心的部分还是内在生命力,而心智模式能起到推波助澜的作用。

当咨询师面对来访者的时候,要学会关注来访者的心智模式,了解他是怎么解读世界的,是以什么方式回应世界的,他应对人、事、物的态度和模式是怎么样的。这些在他跟咨询师互动的过程当中,是一定会展现的。咨询师要会推理,也就是说,他跟我们是怎样互动的,那么他在面对自己的家人的时候,通常也是那样的互动模式。有的时候我们也把它称之为现象学。如果在当下,他不能很好地倾听咨询师讲话,不能理性地看待咨询师与自己不同的见解,可想而知,他在平时也一定是同样的心智模式,那么我们就能知道这个人的问题出现在哪里了。

大多数情况下,我们会单纯地从个人角度看问题,但当我们对系统心理学有了足够的了解时,就应当将在个人层面解决不了的问题,放到关系里或系统里去分析。比如亲子关系问题，我们要放到伴侣关系里去看；伴侣关系问题可能又要回到亲子关系，即回到他和自己的父母，回到原生家庭，甚至要回到他父母的原生家庭去看，也就是回到我们所说的家族系统的层面去解读心智模式。

案 例

我们曾经做过一个心理咨询，当事人是一个女孩，她家里所有的孩子都是女孩，她在自己生了一个男孩之后，居然抑郁了。而她的丈夫和她的公公婆婆都非常希望生一个男孩。很明显，她的这种思维方式是不大符合常规思维的，那么她这种心智模式从何而来呢？我们在咨询的过程当中发现，在她父亲那个家族里边，几乎所有男性的命运都非常悲惨，在这个家族里边形成了一种内在的思维：男孩会命运多舛，男孩的命运太过于沉重，如果是男性可能会夭折、可能会意外死亡、可能会发生精神问题，等等。所以他们潜意识里对于生男孩是非常恐惧的，在这样的状况下，她才会生了男孩以后就抑郁了。

所以我们初次接待来访者的时候，首先要进行两个评估，至于当事人所说的问题，大家看到的最外围的部分：语言、行为、思维、情绪、健康、亲情关系、事业，等等，其实已经是结果了。外在的现象，完全是由内在的生命力，以及自己所选取的心智模式决定的。

我们作为专业助人者要思考：如果我们自己的内在生命力是低的，没有足够的生命能量去修复自己内心，自己的安全感、资格感、成就感、价值感及心灵的归属感没有形成，我们会不会去"剥削"来访者？所谓的剥削就是我们会不会在当事人那里，以对他们的否定来获得自己内在的价值感呢？如果我们自己的心智模式不是智慧有爱的，不是成功的，我们真的能够解读到我们当事人的心智模式吗？如果我们自己面对疫情,面对生死是非常害怕、非常担心的,只是没表现出来,好像是很平静的样子,在这一刻,我们真的能够支持、帮助到来访者吗?还是说,我们也像他们一样,只是在外围的结果上做功课呢?

关于内在生命力,特别是生命能量这个部分,其实每一个人都有。每一个人都有爱,每一个人都有生命力,这是我们进行心理帮助的前提。只是如果父母更有爱,心理咨询师更有爱,且能守住自己的界限,孩子的爱就更容易被父母的爱唤醒,来访者的爱、来访者的内在生命力更容易被心理咨询师唤醒。如果心理咨询师的爱足够慈悲、足够尊重和接纳,足够鼓励和欣赏,心理咨询师真的不用什么技术,就能让来访者感觉到那一份安全,感觉到那一份被尊重、被允许和被接纳,那么来访者内在的生命力就会更容易被唤醒。我们提倡进行最少的干预行为,因为我们帮当事人越多,实际上当事人自己成长的部分就会越少。我们所有的技术事实上都只是一份唤醒,都只是一个扰动,最终帮到当事人自己的一定是来访者自己,由他自己唤醒自己的内在生命力,也一定是来访者学到了智慧有爱的成功心智模式,这样来访者才能够真的展开自救和自助,得到真正的帮助。

咨询师的职业界限

从职业伦理的部分来说,我们咨询师必须清楚地知道自己的职业界限。当然,这是一个内在的态度,不是外在的形式。我们从内在守住自己的界限,给到当事人一个方向、一个指导,这样做也是未尝不可的。但是我们真的是以守住自己界限的方式去做的吗?这就需要我们时时拷问自己。另外,从建立关系,到创立环境,是否开启了智慧有爱的心智模式,我们作为专业助人者,需要做到两件事:一是提升我们自己的内在生命力，二是学会智慧有爱的成功心智模式。当我们跟当事人在一起的时候，时间越长，当事人越能够在我们这里以无为的方式感觉到他的生命力在提升，他能从我们身上直接学习到智慧有爱的心智模式。

也就是说，作为专业的助人者，我们的职业身份决定了我们必须成为一个有大爱的人。有大爱的人有时候看起来像没有爱一样。我们有的时候跟当事人共情，有的时候跟当事人不共情。什么时候不跟当事人共情呢？当他表现得像一个孩子的时候，当他不能完全承担自己生命责任的时候，我们不会跟他共情。因为如果那个时候我们跟他共情，就相当于鼓励了他以不对的方式索取爱，这是我们所不提倡的。

三、提升内在生命能量的方法

关于如何提升求助者的内在生命能量，我们在做心理咨询师专业训练的时候，第一步就是积极倾听。在倾听的时候，我们就只是倾听，不分析、不评判、不打断、不讲道理，完全地接纳对方。

可以想象一下：一个人在我们面前，他可能跟我们的价值观不同，想法和做法不同，甚至跟主流文化价值观都不同。这时我们还能倾听他，他的感觉就是被接纳的。他面对情绪的时候，无论是自己的家人，或者是别人怎么跟他讲的，我们对他的表达是："你可以这样，我们依然爱你，在你的角度，你真的已经尽力了，你爱你的孩子，你也希望自己是可以平静的，我们看到了你在努力。"

我们以这样温暖的方式、接纳的态度，站在中立的角度，或者是站在他的角度去试着理解他，共情他，允许他，并且接纳不是技术层面的事情，不是表层的，而是内在深层的。比如说，这个人讲他害怕，我们这样说："哦，你害怕，是的，那个时候你害怕了。"这就像我们在讲家庭教育的时候,当孩子对妈妈说:"妈妈我爱你"。很多妈妈很快就会回应:"宝贝,妈妈也爱你。"我们给到的提升生命力的部分就是看见对方,"宝贝,你爱妈妈,谢谢你爱妈妈,妈妈知道了我的宝贝爱妈妈,谢谢宝贝"。然后再说"妈妈也爱你",这是对对方的一份尊重,一份看见和一份允许,我们应该站在他的角度去支持他、鼓励他、肯定他、给他赋能。从某种意义上来说,我个人认为这已经跟心理学的技术方法无关,跟一个人对另一个人的看见,和一个生命对另外一个生命的感受有关。

用生命影响生命

跟对方建立关系,其实就是跟对方建立一个连接。比如说我们先跟着他的呼吸节奏,去跟他感同身受,建立起一个身体的场域。这个时候他所有的紧张我们都可以看见,他所有的感受我们都可以感觉到,然后我们对他的这些感受有一些看见、有一些支持、有一些共情,这都会让对方感觉到温暖、被关心和被关注,这都是提升生命能量的做法。

所以我们说心理帮助这件事,就是一个生命对另外一个生命的唤醒。作为专业心理助人者,其实心理职业伦理是第一步,第二步是我们的个人成长和疗愈。我们的爱有没有被唤醒,我们的生命力、生命能量有没有提升,我们的心智模式是不是智慧有爱的,我们对生命的秩序法则是否洞悉并把它活用出来,这些都需要我们清楚知道。如果我们自己的生命能量是足够的,我们自己内心是慈悲的,我们所散发出去的就是可以让人感觉到安全和舒服的能量。对方来到我们身边的时候,可能我们随意的一个眼神和动作,都会让对方有那种被爱、被接纳的感受,他的内在生命力就被提升了。

如果我们是一个高生命力状态、高生命能量的人,我们面对那些低生命能量的人，就很容易帮助到他们。因为高能量可以瞬间击穿低能量，而低能量想去撼动高能量，几乎没有可能。所以我们作为心理从业者，要好好地爱我们自己，好好地爱我们的家人。在没有工作的时候，我们要睡好自己的觉，吃好自己的饭，养足自己的精神，少关注一些负面的信息，多和一些正能量的伙伴们交流，多做自我肯定。

最后我总结了 24 字践行准则：眼中有人、心中有爱、口中有德、念中有善、行中有觉、爱中有序，与广大心理从业者共享。

作者：王建峰

第十一章

全新媒介，心理学遇上互联网

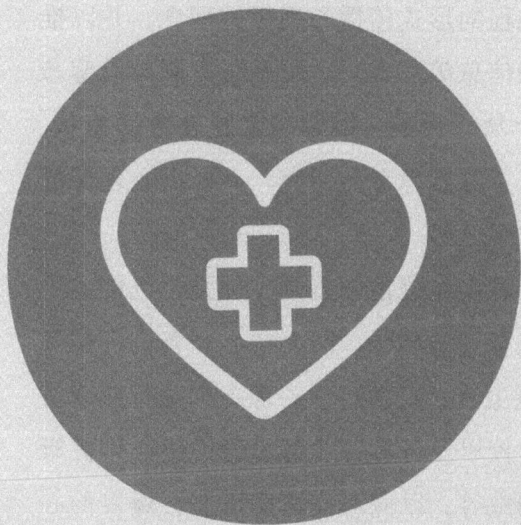

第一节
热搜关键词，预示心理咨询市场大变化

新冠肺炎疫情暴发与蔓延期间，部分国人的心理健康问题凸显了出来。恐慌、焦虑、压抑、困惑等词汇成了热搜关键词，全国有关部门和心理学界积极行动，希望可以减少疫情给人们心理上造成的影响，避免隐形"心理疫情"的发生。新异心理教育通过参与医务人员心理援助志愿者工作，以线上课程的形式传播心理保健理念，并以推送海报宣传心理援助信息等方式，运用总结案例与借鉴参考文献等研究方法，从心理学、婚姻与家庭教育的视角，对心理保健常识进行了深度思考与研究，并提出心理保健常识推广的策略与方案。

人们的心理健康意识在疫情中得到了加强，也催生了很多人从事心理咨询行业的想法，网上"心理咨询师报考条件"问答热度明显上升，疫情过后心理咨询师行业或将迎来爆发式增长。学校以及各行各业都纷纷推出心理健康讲座，设立心理咨询室等，以应对疫情后可能会爆发的心理问题。

一、心理健康需求分析

2020 年 3 月 13 日，百度 App 发布了"百度健康在线医疗大数据报告"，通过对大数据的分析研究，发现了疫情之下，互联网医疗平台的发展态势和用户特征。新冠肺炎疫情不但催生了大量线上医疗需求，心理咨询的方式也在慢慢地从线下向线上转变。

● 疫情下心理健康问题最突出 ●

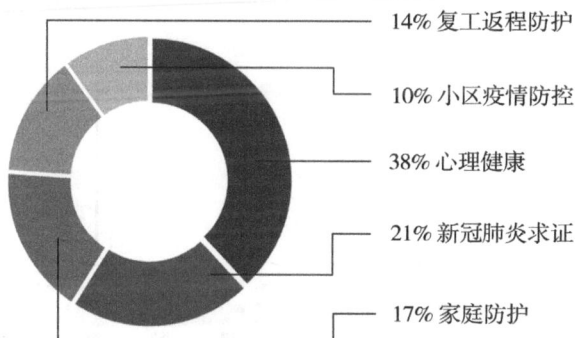

14% 复工返程防护
10% 小区疫情防控
38% 心理健康
21% 新冠肺炎求证
17% 家庭防护

百度健康100医生平台用户问题分布

心理健康

🔍 总是怀疑自己得了新冠怎么办

🔍 长期居家，不能外出心烦怎么办

🔍 武汉地区封城，居家隔离20天很焦虑怎么办

🔍 学生在家如何保持健康学习心态

图 11-1　百度健康在线医疗大数据报告

（数据截至 2020 年 3 月 12 日）

不断上升的在线咨询需求表明，用户越来越关注心理健康问题。据人们网上搜索的数据统计，家庭防护占 17%、复工返程防护占

14%、小区疫情防控占 10%、新冠防疫求值占 21%、心理健康占 38%，体现出人们的心理素质状况。数据显示，心理健康问题已成为用户关注的焦点，以 38% 的占比成为用户最关心问题。在百度健康问医生心理健康类咨询排行中，"总是怀疑自己得了新型冠状病毒肺炎怎么办""长期居家感到心烦""学生在家隔离如何保持健康学习心态"等问题纷纷上榜，反映出疫情之下，民众对于化解焦虑、疏导情绪的迫切需求。

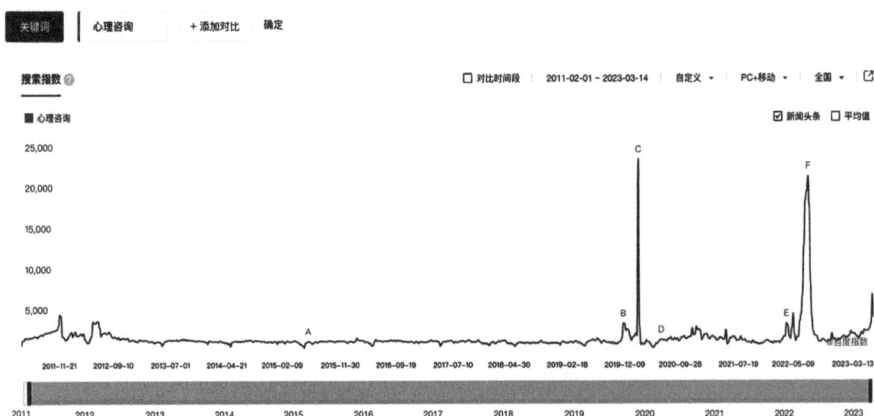

图 11-2　心理咨询需求显示

（来源：百度指数。心理咨询需求显示，近 10 年来，2019 年 11 月到 2020 年 3 月为最高峰）

然而，中国心理咨询行业现状却并不乐观，市场处于冰火两重天的窘境，虽然很多人热衷于各种心理测评，但是心理咨询行业却缺乏良好的盈利模式，心理咨询机构的服务质量也良莠不齐，引人担忧。相关数据显示，我国 14 亿人口中，有各种精神和心理障碍的患者多达 1600 多万，1.5 亿青少年中受情绪和压力困扰的就有 3000 万。中国大概有 1.9 亿人需要接受专业的心理咨询或心理治疗。中国心理、精神方面疾病负担到 2020 年上升至疾病总负担的 1/4，而缺少心理咨询的专业人才是造成我国自杀率相对较高的原因之一。

从广义上来说，每个人都需要心理成长的服务，不仅是心理障碍患者。据中国报告大厅发布的行业报告数据统计，2017—2022 年全国精神卫生服务机构不足 2000 家，精神科医师只有 2 万余人。报告中对于心理咨询行业的发展前景分析及策略研究，心理咨询师培训市场从 2003 年起每年增长 50%，迄今已有大约 200 万人参加咨询师考试，约 90 万人获得了心理咨询师资格。即便如此，中国心理咨询师尚有约 47.6 万的缺口。李可指出："中国心理咨询市场还处在早期阶段，衡量市场是否成熟，以从业者全职与兼职占比为参考依据。目前全职者仅占 38%，兼职高达 62%。①"

二、行业现状和前景展望

2019 年 7 月，由国家卫健委牵头制定的《健康中国行动（2019—2030 年)》指出，我国以抑郁障碍为主的心境障碍和焦虑障碍患病率呈上升趋势，抑郁症患病率为 2.1%，焦虑障碍患病率 4.98%，并给出正确认识、识别、应对常见精神障碍和心理行为问题，特别是抑郁症、焦虑症的建议，向社会和政府提出应采取的主要举措。

随着人们心理健康意识的提高，心理咨询行业越来越受关注，但我国心理健康服务的消费水平并不高。也就是说，很多人（来访者）有心理问题找不到心理咨询师，但是同时也有很多心理咨询师没有机会服务来访者。这中间的问题在于受传统文化观念的影响，精神问题、心理问题长期被污名化，很多人即便有心理困扰也不愿公开表露，以

---

① 中国报告大厅网：《心理咨询行业冰火两重天，受资本关注但商业模式不成熟》，2017 年 2 月 24 日。

及收费与质量缺乏监管、咨询师的职业水平良莠不齐等。这些问题既是行业痛点，同时也是市场机遇。

作者：冯映云

第二节
心理咨询搭上互联网快车

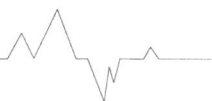

一、抗击疫情心理援助 "供与求的矛盾"

由于疫情的突然暴发，医疗场所、设备、物资等一时变得非常紧缺，在针对新型冠状病毒肺炎治疗经验不足、感染率高的情况下，考虑到医务人员及病人所承受的心理压力，中国生命关怀协会心理健康专业委员会联合了智慧照护与健康养生专业委员会、生命教育公益基金会、北大医学部、时代教育等多家单位，只用了几天时间，就召集了300多位心理援助志愿者。他们全部是有专业资质且实战经验丰富的心理咨询师，分为6组，分别由6位专家带领督导、咨询师、陪护员和接线员，24小时轮班待命。各个群里的岗前培训、宣传、微信讲座有序开展。在荔枝微课等平台同时开展了 "提灯讲堂"，为一线的医护人员授课、答疑，同时启动 "一封家书" 等线上心理疏导活动。

尽管大家全力以赴对 "抗击疫情心理援助公益活动" 进行宣传，但求助的医护人员还是很少，于是我们对此进行了深度反思。作为心理咨询机构的总经理，我基于以往经验，认为我们必须重新策划，开启全新模式，打开局面。

我动员全体员工取消休假，同时为了确保员工的防疫安全，全部改为线上工作，并且马上行动！

按照李新昇董事长的指示，要提高人们的心理保健意识，首先要打开援助对象的范围，从原来只针对医护人员，扩展到疫区群众和全国人民，只要有需求都可以打我们的热线电话寻求帮助，并利用互联网思维，提高新昇心理教育机构自身应对公共危机的能力，快速帮助更多有需要的人群。其次，也借此机会联合更多同行一起并肩作战，促进心理咨询行业的发展，提升心理咨询师及行业的公信力，解决"供与求的矛盾"，打好心理抗疫这一仗！

二、疫情期间心理咨询案例分析

我是第一批参与"抗击疫情心理援助公益活动"的志愿者，应专委会及新昇心理教育客户的邀请，分别做了三次关于疫情咨询案例总结的线上微课，主题分别是"敬畏生命·阴转晴天""提起正念·拒绝幻化""灾难来临·淡定面对"。为了保护来访者的隐私，以下案例的人、事、物都是经过修改的，借此将咨询心得分享给大家。此外，这样做的目的：一是给大家重构家风家貌和心理保健提供参考；二是通过我的实践与分析，让大家了解心理援助工作的真相，呼吁更多人加入这个队伍；三是表达在抗疫心理援助工作中同样存在"供与求的矛盾"，人们对心理保健的意识非常薄弱，即使我们有300多人的咨询师队伍严阵以待，但是来访者却寥寥无几。从以下案例分析的内容来看，有压抑、焦虑等情绪时，寻求心理咨询师的帮助很简单，也很正常，来访者可以充分信任咨询师的专业和职业道德，将自己的问题倾诉出来。也许你自认为像山一样的压力，通过咨询师调动你内在正能量资源，或者理清一些关系之后，就可以迎刃而解，消除烦恼，之后的工作和生活也能得到改变。

案例一

咨询师：冯映云

陪护员：赵春梅

来访者：某咨询师，女

主要事件：来访者凌晨3点醒来，搜集资料编写疫情防护手册的过程中，感觉到身体发冷、发抖，想哭，开始头痛，感觉疑似人员比例增加过快，疫情结束无望。6点去睡觉时，她盖着被子仍感觉冷，感到有些害怕。她上午听了李新异老师的音频，发抖害怕的感觉消退很多，但是中午睡了一觉后，感觉特别累，希望能处理掉这种疲惫和恐惧的感觉。

咨询结束后，来访者评价：收获远远大于预期，非常感恩！在两位老师的陪伴、对话过程中，我学会了活在当下，在当下转化念头，把当下的事情做好。身体从冷变热，心理从害怕到有力，发抖、无力和冷的感觉逐步得到释放，心理也从害怕到放松再到感恩，一切结束后，感觉力量回到了自己身上。这种温暖和有力量的感觉逐渐融合，胃也开始变得放松。整个过程中，老师的语言引导很有效果，提醒我当身体不适时，要学会与身体对话。经过老师的引导，我有力量去面对自己的恐惧，心态逐步好转，效果令人满意。

咨询师分析：来访者在整理疫情资料时身体就已经不舒服，根据新异心理"潜意识情景对话技术"分析，她的心理是比较敏感的。尽管她自己用了一些办法处理，但是效果不理想。我让她停止过多的思虑，先试着运动起来，让大脑的觉知与身体感受合二为一，不再去想象很多不好的画面带给自己的一切感受，更不要和那些画面中的人、事、物互动，因为接纳和陪伴就是在削减痛苦，不分析判断其原因，也不用想害怕什么。她明白了我的方法与她之前用的方法的不同，从而解除了害怕和身体的不适。

案例二

咨询师：冯映云

陪护员：谢昊

来访者：某大学毕业生，女

主要事件：来访者从小父母离异，随爸爸生活，大学毕业后一直想继续读研，但是每到考试时就生病或者失误，四年都没有考上，觉得对不起爸爸，同时又非常恐惧进入社会，很怕出去工作与不同的人相处，担心自己应付不来。疫情期间又没有办法找工作，她没有基本的生活费，向姑姑求助，被姑姑瞧不起，非常委屈，想得到女性长辈的指引。

通过咨询师的处理，来访者评价：很感恩两位老师的指引，通过老师引导，我过去压抑的情绪得到释放，哭得很畅快，有一种完全被接纳的感受，觉得非常安全。老师的声音非常柔和温暖，我慢慢感觉到自己有力量了，不再纠结于自己的过去，我的生活已经比很多人都好很多，起码爸爸是爱我的。我首先要与父亲、姑姑沟通好，有心事找他们说，相信他们会理解我。搞好关系，得到家人的支持，就会有力量面对社会，面对世界。

咨询师分析：她很爱读书，大学毕业后工作不顺利，还想继续读研，不想进入社会，无非就是内心不愿意长大，还想做一个小孩。利用新异心理"家庭能量分析技术"进行分析，凡是事业不顺都可能是与父母亲的亲情连接断开有关。所以她的问题可能出在家庭能量上。

咨询中，我让她面对过往的孤独与痛苦。在接纳、陪伴、释放自己情绪的过程中，她看到父亲一个人把她带大，生活很艰难，感到非常内疚。当我引导她感受到父亲爱她这一内在资源时，正好他爸爸来看她了（有一次爸爸来看她，她赌气不开门，吓得爸爸以为她要自杀）。我让她向爸爸表达"爸爸，我爱你"，她喊了出来，爸爸也和她拥抱，她非常感动，瞬间感觉到充满力量。她可以面对社会了。由此可见，很多所谓"啃老族"真正需要的并不是物质，而是来自长辈的精神支持，尤其是正能量的亲情与爱。

案例三

咨询师：冯映云

陪护员：罗宜坤

来访者：某海归，女

主要事件：当事人二婚，身体不好，人到中年没有孩子，非常着急，而且在海外生活了十几年，回到国内非常不适应。疫情期间，她没法找工作，交朋友，更没法融入社会，觉得非常焦虑，失眠多梦，老公也不知道怎么安慰她。有一次，她在朋友圈里看到"心理援助·爱在新异心理"疫情公益线上咨询活动海报，希望通过咨询，找到自己未来的方向。

经过咨询师的帮助，来访者评价：通过咨询我了解到，原来我对孩子、家庭、事业的焦虑，可能是因为小时候爸爸不在身边，我缺乏父爱，与父母的关系不好导致的。我小时候很调皮，爸爸经常打我和姐姐。我姐姐11岁就去世了，我对爸爸怨恨很大。我的不顺是因为不愿意长大，潜意识里想依赖他们；不生孩子、不能工作都是希望他们继续关注我。现在我明白了，全身心都非常放松，当天晚上就睡得非常安稳、舒服。感谢老师们。

咨询师分析：这个案例最特别的地方是，她曾拥有太阳般热情、活泼、开朗的性格，开心果似的不记仇的心理特征，可她现在却活成了祥林嫂的状态，这应该与成长过程中父母的"教养不当"有关。原来她小的时候，爸爸常常不在身边。而且爸爸脾气很暴躁，经常打她和姐姐。后来姐姐去世了，她内心深处怨恨爸妈没将姐姐救活。我们引导她看到自己在国外很艰难的时候，爸妈来看望她、陪伴她，她才发现爸妈是爱她的，回到家里自然能与爸妈拥抱和交心了。后来她反馈说她和妈妈已经可以无话不谈了，身体也好了很多。

作者：冯映云

第三节
屏幕那端的来访者

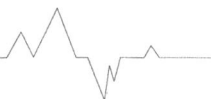

这次疫情下的初次访谈对我最大的帮助，是把我自恋的部分治愈了。因为在以前的工作中，我更多是带着一种谁的问题我都能解决的状态，去跟来访者进行交流。这次通过听王建峰老师的讲座，我学会了带着一颗有可能帮得到来访者，也有可能帮不到来访者的心，去跟来访者做咨询。这样的一颗心，既能够给来访者提供更好的帮助，也能够保护自己。

一、穿透屏幕的感受力

我们在和屏幕对面的来访者进行交流的时候，如果不能理解到他的身体和心理感受的话，咨询就不会有太大的帮助。

我以前对网络咨询并不看好，因为我们和来访者之间隔着屏幕，如果我们只是简单地给他一些理性的劝慰、指导和建议，作用可能微乎其微。面对面做咨询的时候，来访者说遇到什么事情，有的人稍微有点鼻子酸、眼睛红，有的人直接哭出来了，有的人可能压抑着不哭出来，我们就能够清楚地看到。而在做网络咨询的时候，来访者的手、脚，他坐在那里时的手部动作，或者其他行为等信息有时候我们就很难捕捉到，或者是捕捉到的比较少，影响咨询效果，所以之前我是拒绝做网络咨询的。

但是通过这次疫情，我发现，不是网络咨询没有用，而是我没有找到更好的做网络咨询的方法。在这里，我要感谢姚佩君老师的指导，因为她的指导告诉了我方向，让我真正地感觉到在网络咨询里，我们要更注重对面来访者的心理感受，以及他的身体感受。我们更多的是要努力去感受到对方的感觉，这就是网络咨询的切入点。

二、提前收集基本资料并进行简易评估

在网络咨询正式开始之前，需要提前收集一些来访者的人口学资料，比如年龄，结婚时间，甚至出生时的状况，小时候由谁抚养，童年的最早记忆以及最深刻的一些事情，对父母的看法，从上学阶段直到目前的学习情况、同学关系等，还有成长经历以及对自己当前状态的评估。这里需要一个表格，里面列出各种情绪以及身体状态，让来访者勾选，这样可以方便了解来访者人口学资料以及个人成长经历、目前的状态等。

咨询之前，我们可以对来访者进行简单的心理测验。疫情下的人大部分处于应激状态，应激状态分为心理应激和身体应激。心理应激体现为情绪方面的悲伤、难过、恐惧、恐慌、担忧、焦虑，把这些情绪性的内容一个一个列出小方块，让来访者在每一个小方块里边打上分数。分数一般情况下设为0~10，让他自己打分。0~4分属于轻度，5~7分属于中度，8~10分就属于重度。身体的应激是指突发状况下的身体反应，比如有人可能头疼、头晕、头沉、喉咙有异物感、心慌、胸闷、气短、胃部不适、腹泻或便秘、周身麻木、身体有一些刺痛感，

还会不自主地肌肉跳动。我们需要把这些列出来，让来访者勾选，这样在来访者到来之前，我们就会对他有比较明确的全方位的评估。

为什么我们不用正式的心理测验做评估呢？

疫情期间，我们给来访者做官方的或者专业的心理测验，对于不是心理专业的人，测完后他可能就会产生一些疑问，"我现在是不是有焦虑症啊？我是不是有精神病了？"尤其是对支援疫区的医务工作者，因为他们到了抗疫一线后，本身就可能感觉到各种不适应，还可能非常担心自己的生命安全，担心家里的事情，等等。此时再给他做专业的心理测验，测完了之后如果得分比较高，可能会对他的心理产生更大的伤害。

咨询最重要的一点就是无害原则，这种简易的心理测验就正好，既可以简单了解来访者的心理状态，又能打消他的顾虑。测验很简单，而且是来访者自评的，然后让他算出一个分数。我们给他做咨询的过程当中再解释一下：你现在是处在一个应激状态，在这种状态当中，你出现的这些身体反应是正常的，过一段时间就会消失。这样他能够更好地理解他目前的状态，从而达到更好的咨询效果。

三、网络咨询的注意事项

在咨询之前，除了生命关怀协会制定的咨询师和安全员的一些注意事项，咨询师和安全员还需要让来访者了解心理咨询的保密原则、助人自助原则、咨询过程，等等，以及一些网络咨询的介绍。

疫情初期，我在当地开展了免费的网络咨询服务，有很多当地人都来做网络咨询。有了这方面的经验之后，我就给他们加了一条设定，就是在做网络咨询的时候，来访者需要坐直上半身，这样我会感觉到跟对面的人是一个正式的交谈。因为在原来的网络咨询中，有的来访者在床上躺着，把手机往旁边一放，这时候去跟他谈话，给人的感觉就很不正式。而且我也会告诉对方，让他选择一个比较安全、安静、无人打扰的空间，这也会让来访者感觉到，我们的咨询是专业的，而不是普通的聊天，来访者在跟我谈话的时候，就更愿意把心里话说出来，他可能会哭泣，可能会把那些最深处的、不太愿意交流的东西都表达出来。这样设定了以后，每次咨询的效果就比原来好了很多。

四、针对资料大胆假设，小心求证

拿到来访者的资料后，我们要从中读取尽可能多的信息：婚姻状态，性格特点，防御机制，任职情况等，然后进行大胆假设。还需要评估一下，他的社会支持系统是怎么样的，以便我们真正做咨询的时候，可以通过前半段的倾听，去求证哪些假设是对的，哪些假设是不对的，后面也能够有的放矢地跟他进行谈话。

以上这些咨询前的准备，都是非常重要的。准备越充分，咨询效果越好。咨询之前的事情做完之后，我们就开始跟来访者预约，然后进入咨询状态。

五、咨询中（前半段）

整个咨询过程，我分为前后两段。前半段我们以倾听为主，重点需要心理咨询技术里的参与性技术，包括鼓励重复技术、具体化、内容反应、情感反应、参与性概述等，用这些技术在前半段的咨询中鼓励来访者多说一些。

在做初次网络咨询过程中，来访者在前半段要是不说话了，我们就尽可能先沉默一会儿，等他说话。咨询师千万不要有助人情结，来访者一不说话了就感觉尴尬，然后就主动说话。心理咨询，尤其是网络咨询，咨询师如果为了化解沉默的尴尬，而主动去问来访者，来访者就变成一个被动的接受者了。这个时候要等他说，要调动来访者自己想要倾诉、治疗的积极性，而不是由咨询师采取主动。

在咨询的前半段，我们需要跟来访者共情，让他能够感觉到我们理解他，同时要去判断他的防御机制是怎么样的。比如说否认的防御机制、合理化的防御机制，我们需要把他的这些防御机制都能评估出来。还有他的人格特点是怎么样的：是依赖型人格，还是强势型？是追求完美的，还是优柔寡断的？是理智型的人，还是容易情绪化的人？认知疗法里的不合理功能性认知总共有十点，来访者的哪些认知是属于这十点里面的，都需要在前半段评估出来。

在交流的过程中，我们还需要评估出他的社会支持系统以及心智水平是怎么样的。有些心智水平较低的人，可能对自己内心的情感根本觉察不出来。他不能够觉察，我们就没有办法跟他进行深入的探讨和交流。这时候就得让来访者感觉到我们是有权威性的，给他一些安慰和专业指导，他会感觉好一些。心智水平较高的人，不仅能感觉到自己内心的喜、怒、哀、思、悲、恐、惊，还能够感觉到更加复杂的情感。这样的人，我们就能够跟他进行更多的探讨和交流。

根据心理学"最近发展区"的概念，我们希望通过心理咨询把来访者的心理状态提高到哪一个层次上，就需要先判断他的最近发展区，从他的最近发展区入手进行心理工作。

六、咨询中（后半段）

咨询的前半段要大胆假设、小心求证，然后共情。后半段就要开始进入处理和引导了，他是一个什么样的人，我们需要给他一个短、平、快的处理方式。如果需要我们给他一些指导性技术，那么指导性技术里有安全岛技术、间接性肌肉放松训练、内观，还有他怎么去调动他的社会支持系统等，这些都要一一考虑。

我觉得调动社会支持系统这一块，一定不能直接告诉他应该怎么做，而是要以提问为主引导他，这样才能够让他自己去判断自己是否需要。因为如果初次访谈的时候就告诉他，你需要去找谁、需要去做点什么，来访者对于这样的话语会感觉到非常贫乏无力。这也是身边人聊天时会经常提及的话语。

七、总结

以上是我自己在这次疫情下的初次网络访谈中的一些感受，以及在做咨询过程当中产生的一些想法，最后我对于这次疫情下的网络初次访谈，总结了三句话：真心陪伴，耐心引导，专业指导。

作者：杨文广

第**十二**章

防大于治，上医治未病

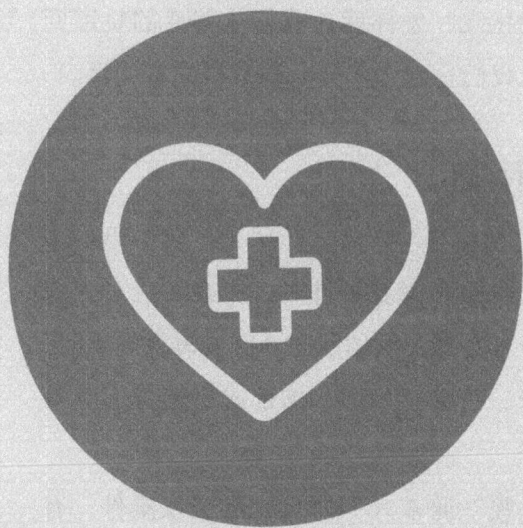

第一节

"火眼金睛"，看透危机真面目

无论你看到或是没看到，承认或是不承认，我们每个人每天都可能会面对大大小小的危机事件，有的会被我们轻易克服，而有的会对我们的心灵产生巨大冲击。当这种冲击让我们的心理暂时地失去平衡时，就会引发一些情绪和行为上的改变，使我们陷入生活和心灵的困境。应该如何理解及应对这些变化呢？怎样能让我们从偏离的轨道回归正常的生活呢？让我们一起来揭开心理危机的真面目。

一、认识心理危机

心理危机指当个体面对突发事件时，原有的应对方式或资源失效，从而陷入心理失衡的状态。突发事件发生时，人们可能会出现紧张、苦恼、焦虑、抑郁或是精神崩溃等情绪状态。

什么是突发事件呢？通常人们所认识的突发事件，有重大的意外伤害，如空难、车祸、性侵害等；有自然灾害，如地震、水灾等；还有公共卫生事件，比如疫情对每个身处其中的人而言，生活节奏、习惯和方式都发生很大改变，就是一种突发事件。每个人的境遇不同，感受不同，受刺激的程度不同，表现出来的心理危机也不尽相同。除此以外，还有人们在生活中经历的一些事件，如失亲、失恋、失业、失婚等，压力不断积累，直到人们感到难以面对和把握时，正常的生活秩序被干扰，内心的紧张不断叠加，进而导致不知所措、无所适从，甚至思维和行为都处于一种紊乱的状态，造成心理失衡，这就是心理危机。

当然，心理危机的产生不仅与外部事件有关，也与个体的易感性、个性特征和社会支持系统有密切关系。当一个人拥有良好的心理状态和对事物的正确认知，又能得到很好的社会支持时，他面对突发事件时的承受能力和应对事物变化的能力就相对较强。

因此，当我们面对意料之外的突发事件时，如果感到自己的情绪一直被事件影响，思绪一直困在事件当中，并对自己的生活产生了影响，身体有了不适的反应，就需要关注自己是否处于心理危机之中。这时我们要学习一些心理健康知识，扩大视野，增强对事件理性的整体判断，并进行适当的自我调节，以便尽快走出心理失衡的状态。但需要提醒大家的是，当我们面临心理危机时，有必要去寻求专业心理工作者的帮助。

有人觉得遇到危机事件也没什么大不了，事情扛一扛总会过去，甚至有时候会因为一些社会舆论，让当事人有自责心理，不敢寻求帮助。也有些错误观点，认为只有软弱无能的人才无法自己渡过危机，认为寻求心理咨询师的帮助是一件不光彩的事，这都是心理危机的认知误区。

二、走出认知误区

正确认识心理危机，有助于个体树立对自我的正确认识，通过寻求专业的危机干预获得帮助，让自己尽快安全地走出心理危机，这就是心理危机干预。心理危机干预是对处在心理危机状态下的个人采取明确有效的措施，帮助人们顺利渡过困境，战胜危机，恢复心理平衡，重新适应生活。心理工作者们希望通过对人们常出现的错误认知进行纠正，帮助人们学会寻求资源，获得帮助。

人人都会遇到心理危机

有一个小学生，在参加学校组织的春游活动时，不小心把爸妈给他的手机弄丢了，当时这个孩子的情绪就失控了，害怕爸妈打他，觉得自己对不起辛苦挣钱的爸妈。他惊恐的状态超过了一般孩子遇到此类事件的状态，在老师的沟通解释下，父母没有对他进行严厉的处罚，但他仍陷入深深的自责中，一周不吃早饭。后来在心理老师的帮助下，孩子才从这种失落和自责中走出来。这件事对他而言就是一次危机。

曾有一则新闻，一个研究生担心自己论文不能通过，在毕业前夕选择了轻生，这就属于生活中的事件构成了危机因素，使她遭遇到了心理危机，她产生了"为什么是我遇到这样的问题？""论文不过，我的一切都完了""一直以来的努力都是没有意义的"等极端想法，又因为没有及时觉察，危机事件演变成自杀事件。同样，她的离去对其家人来说，也可能形成一种心理危机，需要她的家人们积极调整，接受事实，从而渡过危机。

人生中不可能没有危机和创伤，除了重大危机事件，重大丧失或创伤事件外，只要是个体没有遇到过的、意料之外的、让人们一时无法应对的、找不到解决措施的事件，都可能成为我们生活中的危机事件，一旦个体在事件中有创伤感，生活原有轨迹被改变，当事人自己既不能回避又无法用自己的资源和应激方式来解决，此时所出现的心理反应都是心理危机。

这时我们需要明白，经历创伤后的所有反应都是正常的，所以我们不必"谈危机色变"。我们不需要，也不必期待个人能很快从创伤中走出。我们可以和自己当时的情绪待在一起，可以接受自己在那个特殊情况下所有的状态。要告诉自己，那是正常的，不必强求自己一定要做到没有情绪，没有问题，立刻修复。我们也可以去寻求帮助，并不是只有弱者才会求助。人人都可以寻求帮助，求助是一种开放的态度，是一种积极应对的方法，我们要积极地利用资源，懂得求助。

人们不愿意寻求帮助，在于他们担心危机引发的心理失衡是不是精神类疾病？会不会因此而被别人另眼相看？惧病心理让人们避讳谈到心理失衡，害怕求助。在此强调一点，心理危机不是疾病，而是人们在非正常生活状态下的一种情感反应，这是一种正常现象，只是每个个体不同，反应的程度有所不同。

心理危机的四个基本特征

第一，心理危机是一种短暂的临时状态，时间一般不超过 4 ~ 6 周，有时候会自行消除，或是在调整后症状会消除。

第二，遭遇心理危机时，个体处于一种混乱与崩溃的状态。比如疫情发生时人们会不停地刷相关信息，出现心里难受、恶心、做噩梦等反应；有时候明知道不应该投入过多关注，但控制不住地会一直关注疫情方面的消息，并总是怀疑自己或身边的人会被感染。

第三，原来处理事情的方法失效，又没有新的方法。比如原来面对紧张情绪，自己可以通过分散注意力、运动等方式让情绪缓解，但这些方法在当下面对危机事件时已经不能帮助自己解决，且自己想不到其他的方法可用，有很深的无力感，且泛化为情绪低沉，觉得做什么事都没有意义，甚至产生悲观厌世的感觉。

第四，心理危机不仅是一种负面情绪的表现，也是获得新的良性结果的潜在机会。人有很强的自我修复调节能力，并且会积极寻求帮助，可以通过自我修复或者他人帮助渡过危机事件，并且通过危机事件获得新的成长，这就是危机带来的良性结果。

三、危中有机

生活中本来就充满不确定性，创伤本就是生活的一部分，也是生命成长的必然过程，我们可以换个角度来看待造成创伤的危机，它虽然给人们造成创伤，但也可以让我们在危机中通过学习前人的经验、智慧，学会与危机相处，并获得成长，这也是生活送给我们的礼物。

就像前面提到的那个丢了手机的孩子，那次经历之后，他学会了当遇到突发事件时如何识别自己的情绪，并接纳自己可能犯错的事实，对自己不再苛求，心理的韧性增强了，这就是他获得的正向成长。

又例如，经历过失恋的人更能察觉到亲情、友情的珍贵，更加珍惜与父母、朋友之间的感情；癌症患者在确诊后经过一段时间的体验，反而比患病前更加积极地对待生活，珍惜生活；疫情下有很多人在宅家的过程中寻找到更多的生活乐趣，重建了家庭关系，家人之间更加相互关心和理解。这些都是在创伤过程中与创伤斗争后，所体验到的心理方面的正向变化，使自己获得成长，更加成熟。

但并不是所有经历创伤的人都会成长，有的人在经历创伤后一直消沉，无法排解痛苦，甚至出现破罐子破摔的现象。有的人会慢慢恢复，重新回到创伤前的水平，但并未发生成长。不同的人会出现不同的结果，这不仅和个人的年龄、受教育程度、婚姻状况、就业情况等有关，而且和个人的人格特质有关。一个乐观坚韧者更可能会在创伤后有所成长。

调查表明，事件本身的严重程度对创伤后成长并无直接影响，其影响需要通过创伤经历者对事件产生的认知、情感评估才能产生作用。也就是说，不是事件本身让人成长，而是你自己看待和应对创伤事件的心态影响你是否能在创伤后成长。

因此，要想在创伤中获得成长，可以在日常生活中学习一些心理学相关知识，掌握一些鉴别以及调节心理问题的方法，拓宽眼界，稳定心态，这样可以帮助自己更好地适应社会。道家思想里有一句"以不变应万变"，也是提醒我们如何做到处变不惊。

前面情绪 ABC 理论中讲过，每个人的认知不同，对同一事件的感受和行为也不同。比如因疫情，大家被封控，有的人会觉得怎么这么倒霉，会不会因此被传染，进而情绪紧张、焦虑、脾气变坏。同样的情况下，也有人开始思考如何珍惜与家人在一起的时光，一起做有意义的事来度过相处的时间。同样的事件，因为各自的看法不同，而产生了不同的情绪结果。人的消极情绪和行为障碍结果 C 不是由某一激发事件 A 直接引发的，而是由于经受这一事件的个体对其不同的认知和评价所产生的信念 B 而引起的。

所以我们要学会调整自己的视角，用更广泛、更接纳、更包容的态度来看待事件，这会给我们提供更多理解事物的角度和解决问题的方法，帮助我们顺利渡过心理危机，并从创伤中找到让自己发展的力量。

生命总要经历无数次的挫折才能更好地发展，这本身就是生命的价值所在。每个人的一生中都可能会遇到很多次创伤，我们要学会面对变化，接纳变化中自己的各种情绪反应，并学会向外求助，让自己克服创伤，获得成长。即使创伤给我们留下了不可磨灭的印迹，也不要担心，我们可以带着伤疤，与其共处。这就是心理危机的真正面目。

作者：李锦根

第二节
养一方沃土，让生命之树常青

你健康吗？这是人们在生活水平提高，基本温饱解决以后最关心的问题。如果你还认为健康就是身体好没有病，那你已经OUT了。现代的健康不仅关注身体健康，更关注心理健康。1946年联合国世界卫生组织对健康的定义是：一种在身体上、心理上和社会功能上的完善，而不仅仅是没有疾病和虚弱的状态。我们可以简单理解为"健康＝身体健康＋心理健康＋适应环境"。

自2020年疫情暴发以来，人们对健康更清晰地理解为"身""心"健康。2022年丁香医生发布"2022国民健康洞察报告"（以下简称"报告"），数据调研中显示，91%的受访者认为自己有心理问题。其中，焦虑症和抑郁症是心理问题的重灾区，也有56%的人表示曾担心过自己猝死。大众普遍认为自己有心理问题，而且人们在面对自己的情绪问题时没有选择"躺平"。该报告指出，74%的人正在采取积极的行动以应对和解决心理困扰。有哪些积极正确的方式可以帮助我们从心理困扰中走出来，让生活回归健康状态呢？

一、了解心理健康

"抑郁""鸭梨山大""人艰不拆""焦虑""失眠""无爱症""恐婚族""社恐症"……近几年，这些情绪词几乎成为大多数人的口头禅，给自己贴上这样的标签也体现出了当代人的心理状态：压力感增强，幸福感降低，对身边的环境变化和人际关系的态度也发生了变化。人们虽然知道自己这样不好，却不知道如何才能让生活更幸福，这就要求我们在关注身体健康之外，还必须关注心理健康。心理健康是现代人健康的重要组成部分。那怎样才是心理健康的状态呢？

联合国国际卫生组织定义心理健康：身体、智力、情绪都良好；适应环境，人际关系中能彼此谦让；生活中有幸福感，工作中能体现价值。简单理解，心理健康包含两层意思，一是没有心理疾病，二是具有积极发展的心理状态。

一位害怕孩子的爸爸，他大一的儿子休学在家，天天刷抖音，追星，还经常威胁父母拿钱，每次都是上万元，不给就以死相逼，要不就毁掉爸爸妈妈喜欢的物品。现在爸爸妈妈为了躲他，只好在外面租房，天天惶惶不可终日……

一个高学历、高情商、高颜值的女孩，却一直对自己不满意，她想要更瘦、更好看、更优秀，想要看英文像看中文一样流畅自如，想要工作的时候像老手一样上来就干得漂亮，获得满堂喝彩。明明已经很优秀了，为什么还是对自己不满意呢？

一位曾经工作出色，生活无忧，家庭幸福的女会计，不甘于过平淡生活，想赚更多的钱。她接触了互联网理财公司，背着老公做了很多投资，还借了亲戚朋友的钱投进去，后来公司全部消失，投进去的钱都打了水漂，不但亏光了所有的积蓄，还欠了200多万的债。老公不理她，父母也不理解她，亲戚朋友都远离她，她觉得自己是一个被抛弃的人，没人爱，没人关心。

这些都是走进咨询室的人们的故事，我们看到每个人都有不同的人生故事，但他们最终都因同样的原因——心理健康问题，让自己的生活陷入困境，自己和家人都饱受困扰。

大部分人都在很努力地想让自己生活得更好，只是当没有掌握好方法时，我们的努力是无效的，甚至会觉得越努力越糟糕，只有找到一片心理健康的沃土，才能让我们的生命之树获得丰富的营养，从而枝繁叶茂。

找到心理沃土的方法

（一）连接家族的能量

所谓树大根深，根深才能吸取更多的营养，才能更加茁壮成长，才能长成参天大树。生命之树若要枝繁叶茂，就需要在家族系统根部做工作，需要了解和连接上我们的祖先。

英国生物学家瓦丁顿提出的表观遗传学认为，人一生的遭遇会通过 DNA 基因遗传给下一代，影响下一代人的命运。婚姻、家庭、子女、事业、健康、财富等，其实深层次的原因都受到家族的动力羁绊。我们看似无意识的自主决定，其实是看不见的家族动力牵连纠葛的结果。当我们不能从内在去认同、归顺于父母或家族的时候，就中断了和家族、祖先的连接，阻隔了家族能量的传承，我们就会感受到深深的无力感、孤独感和恐惧感。祖先是我们生命的源头，当我们与父母、家族、祖先，生命的源头连接，我们的内心会越来越完整，限制会越来越少，生命会越来越有力量。

当我们很好地运用家族系统的能量和资源，家族的动力就变成了人生的助力器，重新激活我们内在的创造力和外在的行动力，生命越来越有力量，我们可以利用这个强大的力量去创造我们想要的生活，实现我们想要的目标。重新连接和传承家族祖先的能量，是帮助我们解决很多生命问题的根本所在。而这需要如何连接呢？

第一步，画家谱图。我们每个人血脉里都流淌着祖先的 DNA，而家谱是每一个家族文化的传承，也是中华民族血脉的记录。族谱里有着每个人的生命故事。看到这些血脉相承，去感受来自家族的支持，也会看到让后代无意识地重演家族长辈命运的模式。看见这些发生，带着爱与感恩去接受、允许，没有好坏，不带评判，明白自己的序位，建立个人的界限。

第二步，寻根问祖。了解和讲述祖先的故事，重新唤醒和找到那些沉睡的天赋和能量，获得力量，活出新的自己。如果我们不知道，可以电话连线我们的父母或者长辈、亲戚，了解祖先过往发生的故事。把优秀的祖先不平凡的故事讲述给孩子们，让他们成为孩子们学习的榜样。

优秀的祖先会让后世子孙有一种极大的荣耀感和自信心，也会激励着后代向祖上看齐，传承家族的荣耀去教养孩子，给孩子更多的家族营养，清晰人生的使命，创造更好的未来。

第三步，祭拜祖先。在清明节、中元节等传统节日带着爱与感恩的心，和家人及孩子们一起祭拜祖先，感受生命的传承，获得建造自己幸福、健康、财富、成功的家族礼物。

祭拜祖先，找到家族中更多的家族祖先、长辈们，记住他们，与更多的生命之根去连接，感受生命的力量，因为我们都是家族命运的共同体。树有根而枝茂，水有源而流长。

（二）从自然中寻找能量

世界也是一个大的能量场，相信每个人都会有这样的感受，你在拥挤的地铁里会感到紧张压抑；在嘈杂的环境里会感到心烦焦躁；在信息铺天盖地的情况下，会茫然恐惧。拥挤的生活环境给人们带来了巨大的生活压力，使人们常常进入一种应激状态。而如今信息获得渠道的增多，又让人们出现注意超负荷的状态，人的感官和认知系统的超负荷工作会使人们常处于一种紧张状态。

人们也会发现，当自己心情不好，情绪低落时，去爬山，看看山顶的自然风光，吼几嗓子，或是去看大海，在海边吹吹风，看看海浪，跳一跳，就觉得烦闷的情绪被带走了，心情也会轻松很多。为什么人在美好的自然环境中会得到放松，有被治愈的感受呢？

日常生活中我们会陷入各种资讯的漩涡，时常觉得自己被限制，失去掌控感，而大自然因为其多样性，满足着人们各种不同的渴望和探索需求。当一个人正觉得被很大的压力压得透不过气来的时候，在自然界的高山与大海中会看到自己的渺小，从而心胸开阔，不再局限于所谓的困难。

人们的焦虑还来自于对未来的担心，当一个人觉得未来是不确定的，没有把握的，就会产生焦虑。而大自然会让人感受到，任何事情都是不需要去操控的，在对自然的体验与敬畏中，人们会发展出关联与参与感，而不再企图操控。人们会发现与其操控，不如放松自己去倾听或感受自然，发现自己内在的新的可能性，发现自己可以和自然融为一体，为自然所吸引，并期望和自然建立有意义的联系。

有一个为生命画树叶的故事：病房里，一个生命垂危的病人从房间里看见窗外的一棵树，树叶在秋风中一片片地掉落下来。病人望着眼前的枯叶飘落，身体也每况愈下，一天不如一天。她说："当树叶全部掉光时，我也就要死了。"一位老画家得知后，用彩笔画了一片叶脉青翠的树叶挂在树枝上。最后一片叶子始终没掉下来。只因生命中的这片绿，病人竟奇迹般地活了下来。心理健康离不开人与自然的连接，通过自然来获得心理能量，发现生命的意义感与价值感，可以促进心理健康。

(三) 建立良好的人际关系

除了从自然环境获得能量，心理健康还有一个因素便是与社会建立良好关系。亚里士多德曾说："能独自生活的人不是野兽，就是上帝。"在社会生活中，人们几乎每天都要和他人打交道，人际交往是人类社会的基本特征。人终其一生都在发展他的社会性，都在提升人际交往能力。

人际交往是指人与人之间通过直接交往形成的情感联系，人的一生都处在各种人际关系中，如亲子关系、夫妻关系、师生关系、朋友关系、上下级关系等，这些关系是交往所产生的情感的积淀，是人与人之间相对稳定的情感纽带。

青少年在成长过程中常常出现的困惑，是在与家庭和同学建立人际关系过程中，因现实冲突而引发的。"巨婴"是这两年经常出现的词，一些孩子大学毕业，宅在家里，不找工作，不进入社会，就是因为其社会性能力的缺失，害怕与人交往，害怕承担自己的社会责任。职场中，上级轻慢下级，下级依附上级，出卖人格尊严以获取地位，以贬低别人来抬高自己，都是人际关系中的不良反应。

要想获得心理健康，就要学会从人际关系中获得支持与能量。有个来访者有六个兄弟姐妹，只因母亲与孩子们之间的关系不好，没有子女愿意与其同住，母亲年纪大了却没人在身边照顾，最后只能采取每个子女轮流照顾的方式。来访者每次回老家都会被母亲搞得情绪低落并发生争吵，在痛恨母亲坏脾气的同时，又以类似的方式对待自己的儿女，没有办法管理好自己的情绪，导致自己与儿女之间也是矛盾重重，儿子甚至故意跑到外省去工作。这都是不良的亲子关系造成的现实痛苦。后来，来访者在潜意识中看到自己复制了妈妈的模式，突然觉知了自己亲子关系模式的来源，情况就开始改变了。所以良好的关系是幸福生活的基础。

良好的人际关系还有助于心理慰藉，促进身心健康。美国对 6900 个人进行的一项为期九年的调查研究发现，在各个年龄阶段，人际关系不好的人死亡率均高于人际关系正常的人。同时也有研究表明，心理健康水平越高，人际关系越积极、越深刻。

良好的人际关系不仅是每个人生活幸福和事业成功的基础，更重要的是能帮助我们获得外界的支持与帮助，让我们在面临心理危机时有更多的支持力量，让我们可以顺利地渡过危机时刻，获得成长。

生命如一棵大树，如果说树冠是我们的脑，树干是我们的心，树根是我们与世界的关系，我们就需要从心理健康的沃土——良好的人际关系中，吸取来自家族的、自然的以及社会关系的力量，让我们的心理之根可以向下深扎，再向上输出生命的能量，让我们的生命之树在经历风雨之后仍能蓬勃生长。

作者：曹忠

第三节
到生命的源头，寻找战胜危机的力量

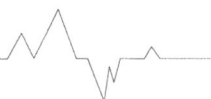

　　生命是一个不断打破固有模式，重新塑造的过程。在这个过程中，我们会面临很多危机，想要战胜危机，我们可以从家族、从自然、从社会中吸取能量，但是，我们更需要向内寻找生命能量的根源，因为有一些我们没有意识到的力量一直在影响着我们，这些力量一旦被我们觉察，就会成为我们战胜危机最好的生命力量。

　　海灵格先师说过：爱是一道穿透棱镜的白光，爱是透过棱镜折射后所展现出来的更亮、更大的光芒，我们待在一切之中，感受到永恒的爱。爱能让我们彼此滋养，疗愈生命中的关系。让我们学会爱，成为爱，传播爱。

　　古代先贤，孔子有云：古之学者为己，今之学者为人。中国的传统文化教育，告诉我们每一位国人，水有源，故其流不穷；木有根，故其生不穷。家族系统排列就是溯源我们的家族，找到源头，活水会自然而然地生成，同时绵绵不绝，让我们的生命得到滋养，获得战胜危机的能量。

一、系统与能量的魔力

　　系统排列先师海灵格将系统排列称为"为生命服务的

系统心理学"，是在传统心理学的基础上发展起来的，但又有别于传统心理学，是通过疗愈身、心，以及应用于获得人生各种关系的支持的，极其有效的一门生命科学。

什么是系统呢？系统是由相互关联的个体，按照一定的规则组成的具有特定功能的整体，我们每个人都生活在系统里，小到我们的身体系统、家庭系统，大至国家系统、地球生态系统，甚至宇宙系统。系统间的个体相互关联，彼此以某种形式相互影响，其中一个个体改变，其他个体也会随之改变。它的运作是通过成员之间的"信息场域"进行的，人的潜意识就是一种"信息场域"。

通常在生活中，我们头脑所能够留意到的信息，不到我们所接受信息的10%，但是如果能让自己的心真正安静下来，回归中心，愿意更专注地去感知信息的时候，就能够唤醒本有的感知能力，也就是我们本有的心灵宝藏。从而，场域内的信息就能够通过感受呈现出来。霍金斯能量级表中能量高于200的人通常是我们说的正能量的人，低于200的人是负能量的人。

康斯坦丁·科罗特科夫是俄国生物物理学家和量子物理学家。其人体能量研究表明：能量传递不只是想象中的，而是真实存在的物质能量团的传递，这个能量团中包含了电子、光子、次声波等多种能量物质形式，能量会自动互换。当你在拥挤的人群中待上一阵子后，可能会觉得很累，这是因为你与别人的能量场产生交换，而且是在不知不觉中产生，就像冷热混合时产生热量的转换，你的能量也与别人互换了。

"爱是人类最强烈的情感"，爱能激发能量团，产生能量传递。科罗特科夫发现，人们能够感应到"背后的人"并感知周围的环境，这是人的直觉的一部分。科罗特科夫发明出第一个数位克里安照相术——气体放电显像术（简称GDV），GDV照相术能观察到人体散发的光子能量以及人的能量场在不同状态下的变化。

既然能量能产生交换，如果与周围都用高能量进行交接，我们不是就都存在于一个高能量场吗？这是人们所期待的，那如何提高人体能量层级呢？

第一，洗一个淋浴。淋浴时，你闭上眼睛，感受着自上而下的水流冲刷着你身体的每一处部位，带走所有负面的能量和情绪。

第二，做一场内在冥想。想象体内有一团紫色的火焰，祈请紫色的火焰燃烧掉所有内在和外在的负面能量和情绪，看着紫色的火焰燃烧和清理掉所有负能量。

第三，亲近大自然。你可以到大自然中，赤着脚踩在土地上，去抱一棵大树，或者直接躺在草地上，这样做20分钟以后，放松的心情会自然地中和掉你身体内部的焦虑和累积的负面能量，会令你的头脑和身心都安静起来。

第四，奥修动态静心法。这是一种生活在此时此地的状态，一个片刻接着下一个片刻，既不生活在过去的压抑里，也不生活在对未来的焦虑中。这是对当下的体现，能让我们的内心得到平静。

这些都可以帮助我们提高能量，但更重要的是当自己陷入危机时，如何通过专业指导，来获得在危机中的成长。家族排列也是一个通过专业指导来洞察我们和周围关系，并且寻找出可能被我们隐藏但困扰着我们的信息，从而去面对和解决的方法。

二、家庭系统排列中的人偶排列疗愈之法

系统排列透过角色代表及互动呈现，探索问题的根源，并指出解决的方向，帮助人们面对生命中的许多困扰，回归爱的序位，使组织与系统回归"自然和谐、有效运作"。系统排列是一种探索解决问题

的方法，系统排列更是一种超越的哲学理论。家族系统排列是一门信息科学，在当今网络发达的大时代里，我们可以通过网络实现互通、互联、互帮、互鉴，家族系统排列为我们提供了一个从不同角度看问题的机会。

系统排列方法的一个好处就是你可以选择一些代表，不用确切知道他代表谁，人偶系统排列疗愈之法，是运用人偶排列做心灵对话，调动人的理解与内在意向的能力；通过人偶之间的物理空间来呈现人际关系，理清内在的纠结和方向；通过溯源潜意识中过往的经历，找寻到家族系统中的牵连纠葛和生命中的创伤事件，开启疗愈之道。

人偶系统排列的应用领域十分广泛，可运用于以下方面：

1. 个人关系。比如建立融洽的父母关系，幸福的婚姻两性关系，良好的亲子关系，和谐的人际关系等。

2. 身心成长。整合身心健康，唤醒内在觉知，让家族的生命力量成为工作与生活的助力。

3. 事业财富。探索与呈现我们的金钱财富关系，重新定义生涯规划，支持个人职业生涯发展、事业经营等。

4. 企业与组织。建立更成功的经营发展规划，探索组织深层动力寻找问题解决方案，协助重大决策的决定与执行后的检查，人事调整与管理等。

人偶系统排列具有四个优势：一是时间方便；二是空间方便；三是不用找真人代表，因为人偶数量比较多，能够满足较多代表排列的需要；四是私密议题，一对一人偶系统排列具有私密性，当事人会感觉放心。人偶系统排列疗法简单易懂，是便于操作的实用性心理辅导工具和自我心灵成长技术，给系统排列咨询师极大的自由和创造空间，在未来的应用领域非常广阔。

三、人偶系统排列法治愈了她

启：这是一个人偶系统排列法的案例。来访者陈述，她想解决自己的亲密关系问题，因为她一直不能走进亲密关系，看到自己的伴侣会莫名愤怒，这让她的家庭关系变得非常糟糕。她不知道是什么原因让她有这样的反应，想探索一下如何才能走进亲密关系，改善现状。

承：我们对她进行了人偶系统排列法。来访者选出一个红色小孩作为她自己的代表，选出绿色的成人男性人偶代表伴侣，二人位置是相对的，中间隔了一段距离。伴侣的代表人偶看向来访者，可见伴侣还是非常关注来访者的，但是来访者却看向上方。当询问来访者的内在感受时，她说不知自己想要找寻什么。此时来访者的身体体验和人偶呈现的位置以及信息是一致的，可见人偶与来访者之间是一种真实呈现。然后经来访者同意，选出办法的代表人偶是一个红色的成人女性人偶。来访者看向办法的代表人偶，指导她安静下来，通过内在感受和场域信息的连接，与来访者同时感受到办法的代表是一位胖胖的，不太爱说话，腿部有些不舒服的女性。来访者说出这是她的妈妈。

转：咨询师指导来访者看向妈妈，来访者专注地看着妈妈，当排列师告诉她妈妈的信息，同时将妈妈的身体状况说出时，来访者很快和妈妈连接上，同时真情流露，向妈妈表白自己的心声，并且将自己对妈妈的不理解表达出来。咨询师在来访者表达情绪后，又引导来访者尊重和感恩妈妈，说出自己的生命承诺，活出自己的女性特质，以妈妈为荣。最后引导来访者回归中心，由一个小女孩渐渐长大，包括细胞、骨骼、肌肉、身材、面容渐渐长大。再次感知后，更换来访者代表为红色的成人女性人偶代表。引导来访者面对、告别妈妈的同时，伴侣的代表已经开始一步步走向来访者，这时的来访者也能够看向伴侣了，两人可以四目相对，互相表达心中所想。

合：最后来访者和伴侣两人双手相牵，甜甜蜜蜜看着对方。排列师告知来访者将此刻排列的画面记在心中，生活中多做与母亲和解的功课。

总结：我们在童年的心智模式时无法看到身边的伴侣，无法发展和进入融洽相处的伴侣关系。当潜意识呈现的真相通过人偶的排列被具相化后，来访者看到自己意识背后真正的原因，也就跳出了生命的困扰，找到了感情生活经营的方向。

系统排列助人之要点：助人秩序

系统排列有以下这些要点：

1. 助人者给出他已经获得的，来访者接受他所需要的。
2. 助人者尊重来访者的境遇，只在可行范围内进行工作。
3. 助人者以成年人的身份与同为成年人的来访者相会。
4. 助人者看向整个系统，而非单看来访者本身。

系统排列是为和解而服务的，教导人们遵循生命法则来生活。海灵格先生指出：系统排列文化的根在中国。老子有云：道生之，德畜之，物形之，势成之，是以万物莫不尊道而贵德。让我们和谐助人，生命关怀，至真至诚！让我们通过生命的助力，得到自我的成长，让生命之树茂盛蓬勃。

作者：王桂荣

参考文献

[1] 詹姆斯，吉利兰. 危机干预策略. 高申春，译. 高等教育出版社，2009.

[2] 布莱恩·魏斯. 前世今生：生命轮回的启示. 谭智华，刘海青，吴春玲，译. 光明日报出版社，2011.

[3] 库尔特·考夫卡. 格式塔心理学原理. 李维，译. 北京大学出版社，2010.

[4] 西格蒙德·弗洛伊德. 梦的解析. 马晓佳，译. 时代文艺出版社，2019.

[5] 温森特·布罗姆. 荣格·人和神话. 文楚安，译. 黄河文艺出版社，1989.

[6] 邵伟华. 周易生日预测术. 敦煌文艺出版社，1997.

[7] 邵伟华. 周易预测学讲义. 敦煌文艺出版社，1994.

[8] 邵伟华. 周易预测例题解. 敦煌文艺出版社，1993.

[9] 李慧民. 心理防护服之下，医护人员的身心不适应怎么缓解?. 河南省第二人民医院网

[10] 李新异. 了凡四训·译解. 暨南大学出版社，2010.

[11] 沈家宏. 原生家庭：影响人一生的心理动力. 中国人民大学出版社，2018.

[12] 伯克. 伯克毕生发展心理学. 陈会昌，等译. 中国人民大学出版社，2013.

[13] 桑特洛克. 青少年心理学. 寇彧，等译. 人民邮电出版社，2013.

[14] 斯坦伯格. 青少年心理学. 梁君英，等译. 机械工业出版社，2015.

[15] 弗兰西斯·詹森，等. 青春期的烦"脑". 王佳艺，译. 北京联合出版公司，2017.

[16] 多金，等. 青春期心理学：青少年的成长、发展和面临的问题. 王晓丽，等译，机械工业出版社，2016.

[17] 林崇德. 中学生心理学. 中国轻工业出版社，2013.

[18] 弗兰克尔. 活出生命的意义. 吕娜，译. 华夏出版社，2014.

[19] 胡适. 人生有何意义. 北京理工大学出版社，2016.

[20] 郑晓江. 生命教育演讲录. 江西人民出版社，2008.

[21] 郑晓江. 生命忧思录. 福建教育出版社，2011.

[22] 王小珍，等. 灿烂女人花：生命教育女性读本. 福建教育出版社，2013.

[23] 何仁富，汪丽华. 生命教育的思与行. 现代教育出版社，2016.

[24] 何仁富，汪丽华. 生命教育十五讲：儒学生命教育取向. 中国广播影视出版社，2018.

[25] 苏颂兴，主编. 中国名人教子的故事. 山东画报出版社，1998.

[26] 王邦雄. 生命的学问十讲. 中国人民大学出版社，2008.

[27] 茱莉娅·塞缪尔. 悲伤的力量. 广西师范大学出版社，2018.

[28] 桑德尔. 公正：如何做是好？. 朱慧玲，译. 中信出版社，2012.

[29] 桑德尔. 金钱不能买什么：金钱与公正的正面交锋. 邓正来，译. 中信出版社，2012.

[30] 任远，李饶. 洛阳市中学生同学关系行为困扰现状. 中国卫校

卫生. 2006 年 9 月第 27 卷第 9 期.

[31] 南环瑾. 易经杂说. 东方出版社, 2019.

[32] 南环瑾. 原本大学微言. 复旦大学出版社, 2018.

[33] 戴尔·卡耐基. 人性的弱点. 中国友谊出版公司, 2017.

[34] 戴尔·卡耐基. 人性的优点. 中国华侨出版社, 2019.

[35] 张德芬. 遇见未知的自己. 湖南文艺出版社, 2014.

[36] 冯映云, 编订. 中华文化经典读本. 暨南大学出版社, 2013.

[37] 沈家宏. 原生家庭：影响人一生的心理动力. 中国人民大学出版社, 2018.